Ancita Caroline D'souza
Brijesh Shetty
Suhas Rao K

Guias cirúrgicos de implantes

Ancita Caroline D'souza
Brijesh Shetty
Suhas Rao K

Guias cirúrgicos de implantes

ScienciaScripts

This book is a translation from the original published under ISBN 978-620-8-00961-8.

Publisher:
Sciencia Scripts
is a trademark of
Dodo Books Indian Ocean Ltd. and OmniScriptum S.R.L publishing group

120 High Road, East Finchley, London, N2 9ED, United Kingdom
Str. Armeneasca 28/1, office 1, Chisinau MD-2012, Republic of Moldova, Europe
Printed at: see last page
ISBN: 978-620-8-07571-2

ÍNDICE DE CONTEÚDOS

<u>INTRODUÇÃO</u>

A implantologia dentária divide-se em duas fases: fase cirúrgica e fase de restauração. Enquanto um cirurgião prefere posicionar o implante no local ósseo mais favorável do ponto de vista biológico, o dentista restaurador requer uma colocação do implante que permita uma função óptima e um valor estético máximo com relativa facilidade mecânica. Para que uma restauração definitiva seja bem sucedida, devem ser cumpridos os requisitos biológicos, funcionais, mecânicos e estéticos.

O sucesso da terapia com implantes começa com um planeamento adequado do tratamento e uma cirurgia de colocação de implantes corretamente executada.[1] Um posicionamento incorreto do implante conduziria a uma carga mecânica desfavorável, causando peri-implantite e perda do implante numa fase precoce. Para além das complicações mecânicas, o mau posicionamento do implante pode levar a complicações biológicas devido à incapacidade de manter uma higiene adequada.[2] O protocolo para um implante bem sucedido é aquele que demonstra a osseointegração, bem como a posição ideal do implante para o fabrico de uma restauração estética e funcional. O conhecimento e o planeamento precoces da anatomia do doente e da localização, diâmetro, comprimento e angulações do implante podem ajudar a evitar danos iatrogénicos e têm o potencial de minimizar o tempo de tratamento e o desconforto do doente.[3]

De um modo geral, é consensual que a posição do implante deve ser orientada em termos protéticos. A utilização de guias radiográficos/cirúrgicos de implantes fabricados é frequentemente necessária para facilitar a colocação ideal dos implantes.[1] Os modelos de guias cirúrgicas não só ajudam no diagnóstico e no planeamento do tratamento, como também facilitam o posicionamento e a angulação adequados dos implantes no osso.[4] A cirurgia de implantes guiada tem sido considerada mais exacta e precisa do que as guias cirúrgicas convencionais ou a colocação de implantes à mão livre. Diferentes designs de brocas, tamanhos, protocolos, bem como designs de fixações de implantes podem influenciar a eficácia de cada sistema de implantes guiados.[5] Para além disso, a colocação de implantes guiada por restauração realizada com um modelo de guia cirúrgico pode diminuir as complicações clínicas e laboratoriais.

O Glossário de termos de prótese dentária (GPT-10) define guia/modelo cirúrgico como um guia utilizado para auxiliar na colocação e angulação cirúrgicas corretas dos implantes dentários.[6] O principal objetivo da férula cirúrgica é orientar o sistema de perfuração do implante e proporcionar uma colocação precisa do implante de acordo com o plano de tratamento cirúrgico.

Uma guia cirúrgica é a união de dois componentes: Os cilindros de guia e a superfície de contacto. A superfície de contacto adapta-se a um elemento das gengivas do doente ou ao maxilar do doente (ou seja, o osso, os dentes). Os cilindros dentro das guias de broca ajudam a transferir o plano, orientando a broca na localização e orientação exactas. O implante deve ser colocado de forma a que, em primeiro lugar, o fundo e os lados estejam totalmente cobertos por osso ou material de substituição óssea. Em segundo lugar, deve ter-se o cuidado de não

danificar quaisquer estruturas anatómicas vizinhas. Estas são o nervo mandibular, no caso da mandíbula, e a membrana Schneideriana do seio maxilar, no caso da maxila, e também as raízes dos dentes adjacentes. Em terceiro lugar, a posição do implante tem de ser compatível com a restauração protética final pretendida.

Em termos gerais, existem três tipos de guias cirúrgicos:

1. Suporte ósseo,

2. Mucosa suportada, e

3. Dente suportado.[3]

Com a ajuda do guia radiográfico/cirúrgico, o cirurgião pode evitar a preparação indesejável do local do implante e minimizar a osteotomia desnecessária, o que resulta num desenho favorável da prótese, na redução do trauma cirúrgico, na diminuição do tempo cirúrgico e no aumento do conforto do paciente. Podem ocorrer complicações protéticas com implantes desalinhados, especialmente em situações de implantes múltiplos.[1] A eficácia de cada sistema de implantes guiados pode ser influenciada por diferentes designs de brocas, tamanhos, protocolos, bem como por designs de fixações de implantes.[5] A cirurgia de implantes guiados proporciona o seguinte:

(i)   exatidão e precisão na colocação de implantes,

(ii) abordagem minimamente invasiva da cirurgia com morbilidade reduzida do doente e evitando danos em estruturas anatómicas críticas,

(iii) a segunda fase da cirurgia de implantes pode ser evitada,

(iv) a utilização de stents cirúrgicos tornou possível o carregamento imediato do implante através de um posicionamento correto e da obtenção da sua estabilidade primária, e

(v)   é necessário menos tempo de tratamento para o procedimento.[2]

A capacidade de controlar e, assim, prever a posição final do implante através da utilização de uma guia cirúrgica pode ser fundamental para estabelecer a base funcional e estética de uma variedade de restaurações fixas ou removíveis. A construção destes dispositivos, especialmente na utilização da zona estética, é muito importante. A localização e angulações incorrectas dos implantes são a principal causa de carga não axial dos implantes durante a função e podem contribuir para a perda de osseointegração.

A necessidade de uma colocação mais exacta dos implantes levou ao desenvolvimento de vários modelos de modelos. Estes incluem a guia cirúrgica de contorno labial feita a partir de um arranjo em cera da restauração definitiva proposta, uma matriz transparente formada a vácuo, um duplicado da restauração existente e outros métodos.[7]

Parel e Funk[8] descreveram um guia cirúrgico com os contornos vestibulares da restauração implanto-suportada proposta criados no guia. Este tipo de guia cirúrgico pode não servir como um guia mecânico direto e a preparação do local pode ser realizada à mão livre. Engleman et al[9] descreveram um guia cirúrgico semelhante. Este desenho pode não fornecer informações espaciais exactas para um implante. Além disso, Ku e Shen[10] descreveram um guia cirúrgico fabricado com uma matriz formada por vácuo preenchida com resina acrílica transparente. Nesta técnica, o canal do guia foi preparado através da perfuração da resina acrílica transparente com brocas de carboneto, que tinham o mesmo diâmetro que a broca piloto. Esta técnica apenas permite o posicionamento inicial correto e não permite a inclinação correta na colocação do implante, uma vez que o implante não pode ser colocado com a guia após a preparação inicial devido ao diâmetro insuficiente para que a broca piloto maior ou a broca helicoidal passem através do canal preparado dentro da guia.

As imagens de tomografia computorizada do osso, utilizando uma guia radiográfica com marcadores radiográficos, são úteis para a avaliação das angulações e localização provisórias do implante antes da colocação do mesmo. Uma guia cirúrgica também pode ser utilizada para avaliação radiográfica durante o planeamento do tratamento ou durante os procedimentos cirúrgicos. É sempre preferível utilizar um único aparelho para ambos. Foram descritas várias técnicas para o fabrico da guia cirúrgica que podem evitar problemas estéticos, funcionais e fonéticos com o resultado definitivo.[11]

Os conceitos de desenho variam desde o simplista não limitador até ao parcialmente limitador e, finalmente, até aos guias cirúrgicos completamente limitadores. As concepções não limitadoras são as que fornecem uma indicação sobre a localização da prótese proposta em relação ao local de implante selecionado. Um desenho parcialmente limitador oferece a possibilidade de ter uma manga de guia que orienta a primeira broca utilizada para a osteotomia. O lembrete da osteotomia e da colocação do implante é efectuado pela mão livre do dentista. A limitação total restringe todos os instrumentos utilizados para a osteotomia num plano bucolingual e mesiodistal. A adição dos batentes de broca limita a profundidade do preparo e, portanto, o posicionamento da mesa protética do implante.

Atualmente, à medida que as guias cirúrgicas se tornam mais restritivas, a tomada de decisões e a subsequente execução são menos frequentes no intra-operatório. A informação adquirida na fase de planeamento pré-operatório é transferida para a guia cirúrgica. Se for utilizada uma guia completamente restritiva durante a colocação do implante, o cirurgião tem de garantir que os dados clínicos foram transferidos com exatidão para a guia cirúrgica. A sondagem óssea tem sido utilizada na medicina dentária clínica para obter uma compreensão da espessura do tecido mole que cobre o osso.[12]

Os avanços no domínio da medicina conduziram atualmente à utilização de guias cirúrgicos mais restritivos. A recente introdução de guias cirúrgicos estereolitográficos 3D em consultório

As impressoras popularizaram as suas aplicações clínicas, especialmente para a cirurgia de implantes guiada. A sua utilização reduziu o custo das guias cirúrgicas e proporciona acesso direto aos clínicos ao longo de todo o fluxo de trabalho, desde a digitalização intra-oral ao planeamento do tratamento com implantes, colocação cirúrgica de implantes, conceção de restaurações e fabrico. [5]

Os sistemas de orientação baseados em computador para a colocação de implantes dentários pretendem proporcionar uma cirurgia segura, rápida e minimamente invasiva, integrando dados da futura reabilitação e da anatomia do paciente. De um modo geral, estes sistemas podem ser divididos em navegadores e guias cirúrgicos. Os sistemas de guias cirúrgicos podem ainda ser divididos em estereolitográficos e laboratoriais.[13] Os protocolos de cirurgia de implantes guiados são de dois tipos: (1) abordagem guiada estática e (2) abordagem guiada dinâmica. O primeiro sistema utiliza um modelo cirúrgico, obtido a partir de imagens tomográficas computorizadas. No entanto, a posição do implante não pode ser alterada no intra-operatório. Utilizando máquinas de perfuração especialmente concebidas, a localização do implante é normalmente transferida para o modelo cirúrgico. A segunda abordagem utiliza o posicionamento virtual do implante a partir das imagens tomográficas computorizadas e também proporciona um "efeito real para o posicionamento do implante no intra-operatório".[2]

O exame tomográfico computorizado é uma técnica de levantamento precisa e não invasiva que permite uma visualização tridimensional utilizando a tecnologia de desenho assistido por computador. Quando associada a modelos tomográficos usados nas consultas de digitalização, a visualização do plano de restauração também melhora a avaliação pré-cirúrgica. Para além da visualização e de outras ferramentas de diagnóstico, como a avaliação da densidade óssea, estes programas de software permitem a colocação de implantes virtuais para ajudar o cirurgião a prever o posicionamento e o tamanho dos implantes antes da cirurgia. No entanto, a transferência de um plano sofisticado para o campo cirúrgico continua a ser difícil.

Para ultrapassar algumas destas deficiências, o software utiliza uma técnica de fabrico assistido por computador para gerar guias cirúrgicas, bem como modelos anatómicos. É utilizada uma transferência dos ficheiros informáticos de tomografia computorizada e do planeamento de implantes do cirurgião para conceber as guias cirúrgicas com um software. Em seguida, são processados modelos tridimensionais de resina acrílica e guias que podem ser ajustados com precisão. Um raio laser guiado por computador polimeriza um acrílico líquido fotossensível através de uma série de camadas. Depois de endurecidas, as guias cirúrgicas em acrílico contêm espaços para os tubos de guia da broca em aço inoxidável. Os cilindros metálicos são então forçados a entrar nos espaços e as guias estão prontas para a utilização clínica.[14]

Esta tecnologia está constantemente a expandir-se e a melhorar, como o demonstra, por exemplo, o Oralim, Medicine NV, Bélgica, um programa baseado em imagens 3D para planeamento e colocação de implantes dentários. Este programa baseia-se na representação de um volume de imagem 3D como uma cena 3D. Nestas cenas 3D, as caraterísticas derivadas da imagem, por exemplo um nervo delineado, a superfície óssea e os acessórios cirúrgicos, são apresentados como objectos distintos. As duas principais caraterísticas desta abordagem de cena 3D são

1) As vistas do cenário podem ser compostas dinamicamente para as utilizações clínicas e

2) O mesmo objeto é constantemente apresentado em várias vistas. [15]

A necessidade de técnicas minimamente invasivas para melhorar o posicionamento exato e a estabilidade biomecânica dos implantes conduziu a uma nova tecnologia, que são os sistemas de navegação assistida por computador no domínio da implantologia oral.

A decisão de utilizar a navegação assistida por computador na colocação de implantes dentários depende do benefício esperado do procedimento, bem como das despesas técnicas necessárias para atingir esse objetivo. Muitos estudos demonstraram que os benefícios médicos ultrapassam as despesas em casos selecionados. Atualmente, os sistemas de navegação comerciais para a implantologia dentária permitem a visualização em tempo real dos movimentos da broca como uma sobreposição gráfica das imagens de TAC no ecrã. O sistema de navegação VISIT é um dispositivo de navegação experimental especialmente concebido para a implantologia dentária. [16]

Os sistemas de navegação computorizados oferecem orientação intra-operatória dos instrumentos cirúrgicos com base num plano pré-cirúrgico. Esta tecnologia foi implementada na neurocirurgia e nas cirurgias ortopédicas e do ouvido, nariz e garganta para facilitar os procedimentos minimamente invasivos. Na implantologia dentária, esta tecnologia foi sugerida para minimizar o risco potencial de danos nas estruturas anatómicas críticas. Os sistemas de navegação cirúrgica possuem capacidade de rastreio com uma interface de imagem precisa. Os sistemas de seguimento ótico, que são os mais utilizados, utilizam um detetor de câmara de infravermelhos para seguir instrumentos cirúrgicos equipados com emissores de luz infravermelha. A posição da sonda cirúrgica é continuamente relacionada com os dados de imagiologia do doente para proporcionar uma capacidade de navegação por imagiologia. Isto é conseguido através do estabelecimento de uma interface precisa entre os dados da tomografia computorizada e o campo cirúrgico real. Estão presentes marcadores de referência especiais no campo cirúrgico, que são facilmente identificáveis na imagem de TC e servem para estabelecer esta interface essencial.

O sistema de navegação Image guided Implantology (IGI) (DenX Advanced Dental Systems, Moshav Ora, Israel) baseia-se na entrada ótica e foi concebido para proporcionar navegação intra-operatória na colocação dos implantes dentários. A peça de mão dentária está equipada com emissores de infravermelhos que permitem que o detetor da câmara a siga com precisão.

A posição dos maxilares do paciente é inicialmente registada utilizando esferas de cerâmica especiais que fazem parte da tala acrílica. Esta tala acrílica é montada na boca do paciente durante a tomografia computorizada dentária e durante todo o procedimento de implantação, estabelecendo assim a interface entre a tomografia dentária e a posição real dos maxilares do paciente. [17]

A cirurgia de implantes guiada promete uma melhor exatidão e precisão de colocação em comparação com a cirurgia de implantes convencional não guiada. Além disso, a cirurgia guiada permite uma cirurgia conservadora sem retalhos, limitando assim as complicações cirúrgicas. Por conseguinte, a procura crescente de implantes dentários resultou no desenvolvimento de técnicas mais recentes e avançadas para o fabrico destes modelos.

Neste estudo de Jacobs, foi comparada a TC 2D e a reconstrução 2D+3D para o planeamento pré-operatório da colocação de implantes. Foram utilizados exames de TC em espiral de 33 pacientes consecutivos para o planeamento assistido por computador 2D e 3D reformatado. O número, o local e o tamanho dos implantes e a ocorrência de complicações anatómicas durante o planeamento e a colocação dos implantes foram comparados estatisticamente. Os resultados mostraram uma elevada concordância entre o planeamento e a colocação de implantes para locais de implantes selecionados, com 68% de concordância para o planeamento e colocação baseados em 2D e 73% de concordância para o planeamento 2D+3D. No entanto, a concordância não foi significativa para complicações anatómicas. O sistema de planeamento 3D é uma ferramenta fiável para a avaliação pré-operatória da colocação de implantes, sendo que tanto o planeamento 2D como o 2D+3D proporcionam uma boa previsibilidade do número e do local dos implantes. O estudo teve como objetivo avaliar o erro na transferência das posições dos implantes de tomografias computadorizadas reformatadas para uma férula cirúrgica. O desvio foi medido em 77 locais prospectivos em cinco maxilares e nove mandíbulas. Os resultados mostraram um erro de transferência de 0,6 mm na maxila e 0,3 mm na mandíbula. O estudo concluiu que outros factores podem causar erros mais significativos.[18]

O objetivo do estudo foi avaliar o erro na transferência das posições dos implantes de exames de TC reformatados para uma férula cirúrgica. O desvio entre a posição do ápice do implante proposto nas reformatações paraxiais de TC e no molde de estudo correspondente foi medido em 77 locais prospectivos em cinco maxilares e nove mandíbulas. Os resultados mostraram um erro de transferência de 0,6 mm no maxilar e de 0,3 mm na mandíbula. O estudo concluiu que os erros de transferência detectados nesta investigação não são clinicamente relevantes. Outros factores envolvidos na transferência de medições posicionais e angulares da TC reformatada para o local da cirurgia podem resultar em erros mais significativos.[19]

O texto descreve a utilização de técnicas de imagiologia médica para criar um guia cirúrgico preciso para a colocação de implantes. O modelo combina um modelo atual com um sistema mecânico simples para transferir uma posição de implante definida pré-operatoriamente para o local da cirurgia. O software de planeamento ajuda o médico a determinar a posição do implante com base na prótese de restauração final e no volume ósseo disponível. Este modelo é útil em situações anatómicas críticas e alinha o planeamento com os requisitos protéticos, eliminando erros de colocação manual.[20]

A experiência e a investigação indicam que uma abordagem cuidadosa e bem desenvolvida do plano de tratamento é fundamental para o sucesso dos implantes dentários. Historicamente, a radiografia panorâmica e o julgamento cirúrgico eram utilizados para avaliar o tamanho e a angulação dos implantes. Por vezes, isto conduzia a compromissos em termos mecânicos e estéticos. O procedimento de fabrico passo a passo de quatro guias de imagiologia e cirúrgicos distintos é descrito neste documento. Também são desenvolvidos discos de configuração, que melhoram a conceção e o fabrico das guias. Estas guias são utilizadas durante a avaliação pré-implantação de locais cirúrgicos em conjunto com a TC transversal.[21]

A estabilidade biomecânica dos implantes carregados é crucial para a sua vida útil. A precisão da inserção assistida por computador de implantes de carga imediata em minipigs foi avaliada utilizando uma técnica de navegação guiada por computador. A tecnologia Robodent foi utilizada para planeamento pré-operatório e orientação da inserção do implante com base em dados de tomografia computorizada. Utilizando um dispositivo de rastreio ótico, o implante foi inserido numa réplica de gesso para reabilitação protética imediata durante a operação. Os implantes foram posicionados exatamente na posição planeada no pré-operatório, como demonstrado pelos tomogramas computorizados (TC) pós-operatórios. A precisão obtida estava em boa concordância com a resolução espacial da TC. As coroas pré-fabricadas foram colocadas de imediato, o que produziu um alinhamento oclusal ideal. As secções transversais histológicas demonstraram a estabilidade biomecânica dos implantes. A precisão da inserção de implantes orais aqui demonstrada levanta a possibilidade de a navegação assistida por computador poder ser útil para a inserção de implantes e modelos protéticos.[22]

Este estudo teve como objetivo avaliar a exatidão de uma nova técnica de registo e orientação para a geração de modelos guiados por imagem (IGTP) num estudo preliminar em fantoma. Utilizando uma boquilha de vácuo e uma estrutura de referência externa, quatro moldes típicos de pedra dentária com pastilhas alvo integradas foram registados nos dados de tomografia computorizada (TC) associados. Foi planeado um percurso cirúrgico com a entrada no meio da coroa dentária e o alvo no centro da pastilha alvo nos dados de TC, utilizando o sistema de navegação Treon. Os moldes de pedra dentária foram perfurados com um dispositivo de mira que foi ajustado de acordo com a trajetória pretendida. Os dados 3D-CT pós-operatórios foram utilizados para avaliar a precisão. De acordo com o software de registo, o erro médio de registo fiducial foi de 0,4 mm. A precisão média [xy] de 121 perfurações guiadas foi de 0,42±0,26 mm (máximo de 1 mm). Foi encontrada uma precisão média [z] de 0,25±0,12 mm (máximo de 0,6 mm) para o eixo z. Em conclusão, não há necessidade de radiografia ou de modelos de registo quando se compara a técnica de registo proposta com os métodos de registo actuais em IGTP e rastreio de rebarbas. O processo é simples e requer um esforço mínimo. A precisão das perfurações controladas por navegação pode ser próxima da do sistema de navegação intrínseco, o que torna justificável a sua aplicação no fabrico de modelos cirúrgicos. Antes de a técnica de registo proposta poder ser utilizada no tratamento de doentes, são necessários mais estudos de precisão das perfurações guiadas por gabaritos.[23]

Neste estudo de Choi M et al., foram determinados os efeitos de dimensões variadas relativamente ao diâmetro, comprimento e distância entre a parte inferior da guia cirúrgica e o local recetor do implante de uma guia cirúrgica na precisão da angulação do implante. Um total de 240 locais receptores de implantes foram preparados utilizando várias dimensões de uma guia cirúrgica. As dimensões variadas do canal e da distância da guia cirúrgica foram: diâmetro do canal (2, 3, 4 ou 5 mm), comprimento do canal (6 ou 9 mm) e distância entre a parte inferior da guia cirúrgica e o local recetor do implante simulado (2 ou 4 mm). A angulação desviada (DA) nas direcções da direita para a esquerda (DARL) e da frente para trás (DAFB) foi medida utilizando um transferidor. Os resultados mostraram que um comprimento de canal mais longo (9,0 mm - 2,33 ± 1,27) da guia cirúrgica reduziu significativamente o DARL em comparação com um comprimento mais curto. (6,0 mm - 3,0 ± 1,42) A DARL também foi significativamente menor quando a distância entre a guia cirúrgica e o local recetor do implante era maior (4,0 mm - 2,13 ± 1,16, 2,0 mm - 3,16 ± 1,39). Verificou-se uma interação significativa entre o diâmetro e a distância para a DARL. Para a DAFB, a variação dos diâmetros, comprimentos e distâncias da guia cirúrgica mostrou diferenças significativas. Um comprimento de canal mais longo resultou num DAFB significativamente mais pequeno em comparação com um comprimento mais curto. (9,0 mm - 2,56° ± 1,51, 6,0 mm - 3,82° ± 1,87) Foram encontradas interações significativas entre o diâmetro e o comprimento, o diâmetro e a distância, bem como o comprimento e a distância para o DAFB. Em conclusão, o estudo sugere que o comprimento do canal é o fator principal na minimização das angulações desviadas quando se utiliza uma guia cirúrgica para a colocação de implantes.[24]

O objetivo deste estudo é avaliar a precisão da navegação oferecida pelo sistema de Implantologia Guiada por Imagem (DenX Advanced Dental Systems, Moshav Ora, Israel). Este sistema foi criado para auxiliar o cirurgião na colocação de implantes dentários.

Utilizando a tomografia computorizada dentária, foram visualizados sete modelos de maxilares com esferas de cerâmica únicas. As coordenadas dos marcadores cerâmicos de referência foram determinadas utilizando a Implantologia Guiada por Imagem, e os resultados foram comparados com as coordenadas da posição real dos marcadores encontradas na imagem da tomografia computorizada. Os resultados revelaram que existia um erro de navegação espacial médio de 0,35±0,14 mm. Qualquer medida superior a 0,75 mm tinha uma probabilidade unicaudal inferior a 0,003 e qualquer medida superior a 1 mm tinha uma probabilidade unicaudal inferior a 0,0001. O sistema de Implantologia Guiada por Imagem oferece uma navegação extremamente precisa com um erro inferior a 0,73 mm, o que é considerado aceitável no domínio da implantologia dentária. A indicação exacta da posição da broca de perfuração reduz o perigo de danificar estruturas anatómicas vitais. O cirurgião pode transferir com precisão o plano pré-cirúrgico para o paciente através da navegação intra-operatória.[25]

Este estudo de longo prazo analisa 7 anos de investigação, desenvolvimento e implementação clínica da tecnologia de navegação assistida por computador em implantologia dentária. São utilizadas diferentes configurações de hardware e software nos avanços actuais. Inicialmente, o software de navegação que é adaptável a todas as plataformas é modificado para implantologia. Desde 2001, está disponível um módulo de software especializado para implantologia dentária. O planeamento pré-operatório é efectuado tendo em conta as necessidades e as caraterísticas da prótese. Os sistemas de rastreio optoelectrónicos são utilizados na rotina clínica para registar as posições intra-operatórias do paciente e da broca; os rastreadores electromagnéticos também são utilizados em testes pré-clínicos. Utilizando a tecnologia de navegação assistida por computador, foram corretamente posicionados 327 implantes dentários em 55 pacientes durante um período de 7 anos (1995 a 2002). Em média, foram colocados seis implantes por paciente (mínimo: um; máximo: onze). Utilizando um software optimizado para a implantologia dentária, o tempo médio de preparação de uma intervenção cirúrgica com navegação passou de 2 a 3 dias na fase inicial para meio dia na rotina clínica. A utilização da tecnologia de navegação assistida por computador permite uma melhoria significativa da qualidade. O planeamento pré-operatório garante resultados precisos e melhora a segurança intra-operatória, evitando danos no nervo ou nos dentes vizinhos.[26]

Esta revisão apresenta um novo programa de imagiologia interativo que utiliza exames

de tomografia computorizada (TC) para colocar virtualmente implantes dentários e

criar uma tala de guia precisa e uma prótese final para entrega durante a colocação do

implante. Os pacientes com arcadas edêntulas foram recrutados para um programa

experimental para avaliar a viabilidade da utilização de imagens de TC numa aplicação

baseada em imagens tridimensionais (Oralim; Medicine NV, Bélgica) para o

planeamento e colocação de implantes. Os doentes que cumpriam os critérios foram

submetidos a um exame de TC da arcada relevante, utilizando uma prótese com

marcadores radiopacos indexados à arcada oposta. Foi necessário um mínimo de 0,6

mm de cortes de aquisição. A prótese acabada e a tala de orientação foram enviadas

de volta para o local clínico para que o implante pudesse ser colocado.

Cada paciente recebeu um mapa de implantes indicando o diâmetro e o comprimento

do implante, bem como os pilares necessários para o seu local de implante específico.

A cirurgia foi efectuada sem retalho e a prótese foi colocada imediatamente. A oclusão

necessitou apenas de pequenos ajustes e resultou numa função imediata.

 Em conclusão, o planeamento preciso para a colocação de implantes pode ser

facilitado por imagens interactivas de computador. As imagens também podem ser

utilizadas para orientar a produção de próteses finais e talas antes da cirurgia. Trata-se

de um grande avanço na implantologia dentária que é simultaneamente fácil de utilizar

e poderoso.[15]

O estudo avalia a precisão da colocação de implantes utilizando uma guia cirúrgica

estereolitográfica, centrando-se na utilização de prototipagem rápida assistida por computador para melhorar o planeamento do tratamento e a construção da guia. Foram implantados 21 implantes utilizando seis guias cirúrgicas em quatro pacientes. Foi utilizada a tomografia assistida por computador (TAC) e foi criado um modelo radiográfico. A imagem tridimensional resultante foi preenchida com os implantes virtuais. Foi utilizada uma máquina estereolitográfica para criar três guias cirúrgicas, com diâmetros de tubo crescentes correspondentes a cada diâmetro de broca helicoidal (2,2, 3,2 e 4,0 mm) para cada localização cirúrgica. A guia cirúrgica foi posicionada nos dentes ou no maxilar durante o procedimento de implante. Foi efectuada uma TAC de acompanhamento após a cirurgia. As posições e os eixos dos implantes planeados e colocados foram comparados depois de as imagens terem sido fundidas utilizando software. A diferença média na distância entre as posições planeadas e colocadas no ombro do implante foi de 1,45 ± 1,42 mm e no ápice do implante foi de 2,99 ± 1,77 mm. Os eixos do implante planeado e colocado corresponderam, em média, a 7,25° ± 2,67°. Verificou-se que as posições planeadas e implantadas no ápice do implante estavam mais afastadas em todos os doentes do que na cabeça do implante.[27]

Este artigo apresenta uma técnica cirúrgica para paralelismo na colocação de implantes, utilizando um conceito de equação para prever a profundidade óssea através da medição da discrepância da radiografia panorâmica em áreas desdentadas amplas. Foi utilizado um gabarito cirúrgico com técnica de tubo e medição da dimensão vertical do osso mandibular para o tratamento de dois pacientes, resultando em 7 e 3 implantes nos maxilares inferior e superior, respetivamente. O estudo concluiu que todos os implantes foram implantados com sucesso nas suas posições corretas, com uma equação preditiva que proporciona segurança extra para áreas como o nervo alveolar inferior e o seio maxilar. O estudo sugere que uma técnica de modelo cirúrgico de prótese parcial com técnica de tubo, utilizando a guia de broca de Coen e uma equação matemática para encontrar discrepâncias clínico-radiográficas, pode ser utilizada para orientação da colocação de implantes dentários e planeamento do tratamento protético.[28]

O estudo avaliou a fiabilidade da colocação de implantes após o planeamento virtual das posições dos implantes utilizando dados de TC de feixe cónico e modelos de guias cirúrgicos. Um total de 102 pacientes, incluindo 250 implantes, foram submetidos a tratamento com implantes numa clínica dentária das forças armadas em Colónia, Alemanha. Foram tratados com um sistema que permite a transferência do planeamento virtual para modelos de guias cirúrgicos. O estudo concluiu que apenas em oito casos as guias cirúrgicas não foram utilizadas porque foi necessário atrasar a colocação do implante e quatro casos mandibulares posteriores tiveram um manuseamento limitado devido a uma distância interoclusal reduzida. A previsibilidade do tamanho do implante foi elevada, com apenas um implante a mudar devido a osso insuficiente. As estruturas anatómicas críticas foram protegidas e não foram detectadas complicações nas radiografias panorâmicas pós-operatórias. Em 58,1% dos 250 implantes, foi realizado um plano de cirurgia sem retalho. O estudo concluiu que o planeamento virtual das posições dos implantes pode ser fiável para a avaliação pré-operatória do tamanho, posição e complicações anatómicas dos implantes, e indica casos adequados para a cirurgia sem retalho.[29]

O estudo avaliou a precisão do primeiro sistema integrado para imagiologia de TCFC, planeamento de implantes dentários e colocação de implantes com ajuda de modelos cirúrgicos. Foram planeadas 54 posições de implantes para 10 modelos anatómicos equivalentes a pacientes parcialmente edêntulos, utilizando exames de CBCT. As guias cirúrgicas foram encomendadas ao fabricante (SICAT) e foram avaliados dois tipos de guias: para a avaliação da precisão inerente ao sistema SICAT, foram utilizadas mangas de titânio do fornecedor com 2 mm de diâmetro interno e 5 mm de comprimento para brocas piloto. As mangas de guia do sistema NobelGuide foram implementadas para cirurgia totalmente guiada e inserção de implantes. Os desvios perpendiculares aos eixos dos implantes na extremidade crestal e apical, bem como os desvios angulares entre os dados de planeamento virtual e os resultados cirúrgicos, foram medidos utilizando uma investigação CBCT de acompanhamento e um registo baseado em marcadores de referência. Os resultados mostraram que as taxas de desvio médio inerentes ao sistema SICAT para osteotomias piloto perfuradas eram inferiores a 500 mm, mesmo na extremidade apical. Foram determinados desvios angulares médios de 1,181. Os desvios da crista foram, em geral, significativamente mais baixos do que os desvios apicais. O estudo concluiu que a exatidão inerente do sistema SICAT corresponde aos resultados mais favoráveis dos sistemas de cirurgia assistida por computador publicados até à data.[30]

Este estudo teve como objetivo comparar a precisão da colocação de implantes posteriores utilizando três guias cirúrgicos de precisão com alturas oclusogengivais variáveis. Foram colocados 90 implantes no local do primeiro molar inferior num manequim, sendo 30 colocados através da guia e 15 à mão livre. Foram medidas as distâncias entre um implante de referência e cada implante colocado, tanto ao nível do implante como do pilar, utilizando uma máquina de medição por coordenadas. A posição do ápice e a discrepância angular foram calculadas utilizando as coordenadas dos centros da plataforma do implante e o aspeto oclusal do pilar. Os dados foram avaliados utilizando ANOVA de 2 vias. Os resultados mostraram que a altura da guia não afectou significativamente a precisão da posição do implante. A distância entre o ponto de referência e o ponto de medição foi significativamente menor para a colocação através da guia, em comparação com a colocação à mão livre, tanto ao nível do implante como do pilar. A discrepância angular também foi menor para a colocação através da guia. Em conclusão, as guias cirúrgicas de precisão com 4 mm de altura oclusogengival permitem uma colocação tão exacta como as guias com 8 mm de altura, e a colocação através da guia reproduz a posição alvo com mais precisão do que a inserção à mão livre.[31]

Este estudo teve como objetivo avaliar a precisão de um sistema laboratorial guiado por computador para a colocação de implantes em pacientes parcial e totalmente desdentados. Foi utilizado um sistema de orientação por computador baseado em laboratório (M Guide) para colocar implantes numa mandíbula de ovelha fresca. Foi efectuada uma segunda tomografia computorizada após a colocação, e as figuras do plano de perfuração foram posicionadas utilizando software atribuído. A posição do implante foi comparada com o planeamento inicial utilizando o software SPSS. Foram efectuadas seis medições em cada implante para avaliar o desvio do planeamento inicial. Foi efectuada uma análise de variância de medidas repetidas e o desvio vertical foi significativamente menor do que o desvio horizontal. O estudo concluiu que o sistema de orientação laboratorial baseado em computador pode ser um conceito de tratamento viável para a colocação de implantes.[13]

O objetivo do estudo foi rever os dados sobre a precisão e as complicações cirúrgicas e protéticas da utilização de guias cirúrgicos estereolitográficos para a reabilitação com implantes. Foram selecionados 31 artigos da base de dados PubMed, com foco em imagens tridimensionais, cirurgia baseada em imagens, cirurgia guiada sem retalho, guias de broca personalizados, cirurgia assistida por computador, modelo cirúrgico e estereolitografia. Dez estudos relataram desvios entre o planeamento pré-operatório do implante e a localização pós-operatória do implante, com um desvio apical médio de 1,0 mm num estudo in vitro, 0,6-1,2 mm em três estudos ex vivo e 0,95-4,5 mm em seis estudos in vivo. Seis artigos relataram complicações que atingiram 42% dos casos quando a cirurgia guiada por estereolitografia foi combinada com carga imediata. O estudo concluiu que foram encontrados desvios substanciais nas direcções tridimensionais entre o planeamento virtual e a posição real do implante, indicando a necessidade de uma aplicação cuidadosa desta técnica numa base de rotina.[32]

Este relatório explora o potencial de deformação volumétrica não intencional de guias cirúrgicas produzidas por estereolitografia (SLA) em comparação com a prótese original digitalizada. O estudo utiliza dados radiográficos tridimensionais adquiridos por tomografia computadorizada (TC) médica ou TC de feixe cónico para desenvolver o planeamento do tratamento para a colocação de implantes dentários. Esta informação pode depois ser transferida para o paciente através de um guia cirúrgico. A estereolitografia é um processo de prototipagem rápida que pode criar um tal stent guia. São apresentados três casos que descrevem diferentes níveis de deformação de guias cirúrgicos produzidos por SLA. Os resultados mostram que é possível a deformação não intencional de guias cirúrgicas produzidas em SLA, criando uma discrepância entre a posição virtualmente planeada e a posição real dos implantes. A definição incorrecta dos valores ISO para a segmentação da prótese digitalizada foi considerada um fator de deformação das guias cirúrgicas produzidas em SLA. É necessária mais investigação para determinar se as discrepâncias são baseadas no processo ou no produto.[12]

O objetivo do estudo foi avaliar a precisão da colocação de implantes guiada por computador estático. Foram realizadas pesquisas electrónicas e manuais na literatura para recolher informações sobre a técnica e foram efectuadas análises de meta-regressão para analisar a precisão global. Foram considerados factores como o suporte (dentes/mucosa/osso), o número de modelos, a utilização de pinos de fixação, a mandíbula, a produção de modelos, o sistema de orientação e a colocação de implantes guiada. Foram incluídos dezanove estudos de precisão e a meta-análise revelou um erro médio de 0,99 mm no ponto de entrada e de 1,24 mm no ápice. O desvio angular médio foi de 3,81°. Foram encontradas diferenças significativas para todos os parâmetros de desvio para a colocação guiada por implantes em comparação com a colocação sem orientação. O número de modelos utilizados foi significativo, favorecendo o modelo único. O desenho do estudo e a localização da mandíbula não tiveram efeito significativo. Foi encontrado um menor desvio quando foram utilizados mais pinos de fixação. O estudo concluiu que a colocação de implantes guiada por computador pode ser exacta, mas é necessário ter em conta desvios significativos. São necessários estudos aleatórios para otimização.[33]

Este estudo teve como objetivo comparar a precisão da colocação de implantes utilizando três tipos diferentes de guias cirúrgicos: suportado por osso, suportado por dente e suportado por mucosa. Foram fabricadas trinta mandíbulas de resina acrílica utilizando estereolitografia (SLA) com base em dados de uma tomografia computorizada de feixe cónico (CBCT) de um paciente edêntulo. Dez das mandíbulas foram modificadas digitalmente antes do fabrico com a adição de quatro dentes, e 10 foram modificadas após o fabrico com resina acrílica macia para simular a mucosa. Foi planeado e colocado um total de 150 implantes utilizando guias SLA. Os exames CBCT pré-cirúrgicos e pós-cirúrgicos foram sobrepostos para comparar a colocação virtual do implante com a colocação real do implante. O desvio angular médio do eixo longo entre os implantes planeados e colocados foi de 2,2 ±1,2 graus, e os desvios médios na distância linear entre os implantes planeados e colocados foram de 1,18 ±0,42 mm no colo do implante e 1,44 ±0,67 mm no ápice do implante para todos os 150 implantes. Após o procedimento de sobreposição, o desvio angular dos implantes colocados foi de 2,26 ±1,30 graus com a guia SLA suportada por dentes, 2,17 ±1,02 graus com a guia suportada por osso e 2,29 ±1,28 graus com a guia SLA suportada por mucosa. Os resultados mostraram que as guias cirúrgicas estereolitográficas podem ser fiáveis na colocação de implantes, mas não houve diferença estatisticamente significativa entre os três tipos de guias quando se comparou o desvio angular. As guias suportadas por mucosa foram menos precisas do que as guias suportadas por dente e por osso no que respeita ao desvio linear no colo e no ápex do implante.[34]

Um estudo que comparou a cirurgia de implantes totalmente guiada e semi-guiada concluiu que a cirurgia totalmente guiada apresentava uma maior precisão na inserção e na preparação da cavidade. Um total de 38 implantes idênticos foram inseridos em cinco maxilares de cadáveres humanos após o planeamento virtual de implantes utilizando o dispositivo coDiagnostiXTM. 19 implantes foram inseridos à mão livre (semi-guiados) e 19 implantes foram inseridos guiados através dos tubos de moldagem (totalmente guiados). Foram efectuadas tomografias computorizadas de feixe cónico (CBCT) pós-operatórias para determinar os desvios totais entre as posições virtuais dos implantes na base e na ponta dos implantes. A diferença média de precisão entre as duas modalidades de implantação foi de 0,72 mm nas bases dos implantes e de 0,46 mm nas pontas dos implantes. Embora a implantação totalmente guiada tenha mostrado uma precisão geralmente superior à da implantação semi-guiada, as diferenças não foram estatisticamente significativas. O estudo concluiu que a cirurgia de implantes semi-guiada é comparável à cirurgia totalmente guiada.[35]

Este estudo compara e avalia a precisão de modelos cirúrgicos fabricados utilizando o processamento de sincronização de coordenadas com fresagem de cinco eixos e o processamento relacionado com o desenho com prototipagem rápida (RP). Foram fabricados fantomas mestre com 10 cilindros de guta-percha embutidos e foram obtidas imagens através de tomografia computorizada de feixe cónico. Os vectores dos cilindros ocultos foram extraídos e transferidos para implantes planeados através de engenharia inversa utilizando software de planeamento virtual. Um modelo produzido por RP foi fabricado por estereolitografia em fotopolímero no centro de RP, de acordo com os dados planeados. As buchas metálicas foram coladas após a perfuração dos orifícios e as coordenadas de fresagem foram sincronizadas utilizando o processo de conversão para a plataforma de sincronização de coordenadas localizada na parte inferior do modelo. As buchas metálicas foram fixadas nos furos fresados na fresadora de cinco eixos, e a estrutura foi construída no modelo com resina ortodôntica. Uma imagem de tomografia computadorizada foi obtida com os gabaritos firmemente fixados nos modelos por meio de pinos de ancoragem (RP) ou parafusos de ancoragem (CS). A partir da imagem de engenharia reversa da matriz no modelo experimental, as matrizes produzidas por RP apresentaram desvios significativamente maiores do que as guias cirúrgicas fresadas. Os desvios máximos do grupo RP foram de 1,58 mm (horizontal), 1,68 mm (vertical) e 8,51 graus (angular); os do grupo CS foram de 0,68 mm (horizontal), 0,41 mm (vertical) e 3,23 graus (angular). A precisão dos modelos cirúrgicos fresados guiados por computador estava dentro da margem de segurança de estudos anteriores.[36]

O objetivo do estudo foi comparar a precisão da cirurgia de implantes assistida por computador utilizando diferentes tecidos de suporte (dente, mucosa ou osso). Foram analisados oito estudos clínicos de 1602 artigos, sendo que quatro estudos utilizaram meta-análise. Os resultados mostraram que as guias suportadas por osso apresentaram um desvio estatisticamente significativo maior no ângulo, ponto de entrada e ápice em comparação com as guias suportadas por dente. No entanto, estudos retrospectivos não revelaram diferenças significativas no desvio do ponto de entrada e do ápice. As guias suportadas por mucosa mostraram uma redução estatisticamente significativa do desvio do ângulo, do ponto de entrada e do ápice em comparação com as guias suportadas por osso. Entre as guias suportadas por mucosa e por dente, não foram encontradas diferenças estatisticamente significativas. O estudo concluiu que o tecido do suporte da guia influencia a precisão da cirurgia de implantes assistida por computador.[37]

Este estudo teve como objetivo avaliar a precisão dos guias cirúrgicos para a colocação de implantes dentários utilizando técnicas aditivas e subtractivas. Foi duplicado um modelo padronizado da mandíbula e a posição do implante foi efectuada a partir de um wax-up de diagnóstico. Foi colocado um implante de referência no modelo impresso e foi concebida uma guia cirúrgica utilizando a tomografia computorizada de feixe cónico (CBCT) e o software BlueSky Plan 4. A guia cirúrgica foi exportada e fabricada utilizando técnicas aditivas (impressão 3D) e subtractivas (fresagem). Foram utilizadas 15 guias cirúrgicas por grupo para colocar implantes nos modelos impressos. Os desvios angulares, as diferenças de profundidade, os desvios coronais e apicais foram medidos utilizando o software GeoMagic Control X. Os resultados foram analisados utilizando o teste Wilcoxon-Mann-Whitney e PERMANOVA. A correlação intraclasse foi utilizada para analisar a reprodutibilidade. Os resultados não revelaram diferenças significativas na precisão da colocação dos implantes entre as técnicas aditivas e subtractivas. Os desvios angulares médios entre a posição planeada e a posição real do implante foram de 0,780±0,803 graus para o grupo impresso e de 0,772±0,724 graus para o grupo fresado. As diferenças médias em profundidade foram de 0,373 ± 0,285 mm para o grupo impresso e de 0,511 ± 0,326 mm para o grupo fresado. O desvio coronal médio foi de 0,32 mm no grupo impresso e de 0,27 mm no grupo fresado. A guia cirúrgica impressa em 3D pode ser uma alternativa para a cirurgia de implantes guiados, oferecendo elevada precisão, facilidade de fabrico e redução do tempo de laboratório e dos materiais, aumentando a relação custo-eficácia.[38]

Este estudo in vitro teve como objetivo medir a exatidão e a precisão de três sistemas de implantes, Tapered Internal implant system (BioHorizons), NobelReplace Conical (Nobel Biocare) e Tapered Screw-Vent (Zimmer Biomet), ao utilizar guias cirúrgicas fabricadas no consultório. Foram utilizados como modelos um conjunto de dados de tomografia computorizada de feixe cónico (CBCT) e digitalizações intra-orais de um paciente não identificado com falta de um incisivo central superior direito. Foi utilizado um programa de software (3Shape Implant Studio) para planear o tratamento com implantes com os três sistemas de implantes. Foram fabricadas três guias cirúrgicas de implantes utilizando uma impressora 3D (Form 2), e foram impressos 30 moldes. Foi colocado um total de 10 implantes para cada sistema nos moldes dentários, utilizando os protocolos de cirurgia guiada recomendados pelo fabricante. Foram efectuadas imagens CBCT pós-operatórias e as posições dos implantes, mesiodistal, labiopalatal e vertical, bem como as angulações dos implantes foram medidas nos planos labiolingual e mesiodistal. Os deslocamentos do planeamento em cada dimensão foram registados. Foi utilizada a ANOVA com as comparações de pares post hoc ajustadas de Tukey para examinar a exatidão e a precisão dos 3 sistemas de implantes. Os resultados mostraram que as deslocações gerais do implante estavam dentro dos limites clinicamente aceitáveis: <0,1 mm em M-D, 0,5 a 1 mm em L-P e 1 a 2 graus na angulação. No entanto, a deslocação vertical pode atingir 2 a 3 mm. Os diferentes sistemas de cirurgia guiada por implantes têm pontos fortes e fracos, conforme revelado nas deslocações dimensionais e angulares dos implantes.[5]

O objetivo do estudo foi rever a literatura sobre o impacto dos diferentes sistemas de guia na precisão dos guias cirúrgicos digitais. Foi efectuada uma pesquisa de 2378 artigos, tendo sido selecionados 54 para avaliação do texto integral. 21 artigos foram incluídos na avaliação qualitativa e foi efectuada uma análise descritiva dos parâmetros numéricos. Foram utilizados seis tipos de sistemas de guias, sendo o SimPlant o mais comum. O desvio angular médio, o desvio coronal global e o desvio apical global foram de 3,43 mm, 1,16 mm e 1,35 mm, respetivamente. Os desvios médios máximos foram encontrados no Stent Cad 4,1 graus, NobleGuide 1,86 mm e OnDemend3d 1,56 mm. Embora não tenha sido tomada uma decisão final sobre o melhor sistema, a influência do software no desvio pode ser tão significativa como o próprio implante.[39]

O estudo comparou a precisão da navegação dinâmica (DN) e do guia cirúrgico estático (SSG) para a colocação de implantes dentários, considerando factores como a experiência do cirurgião e a experiência do local do implante. Foi efectuado um estudo retrospetivo de 38 implantes DN e 57 implantes SSG, comparando desvios como o desvio coronal, apical e angular. Os resultados não revelaram diferenças significativas entre os dois grupos, mas o grupo DN apresentou um desvio apical ligeiramente superior nos dentes anteriores e um desvio angular inferior nos dentes molares. O estudo concluiu que a navegação dinâmica pode conseguir uma colocação precisa do implante, e que o nível de experiência do cirurgião e o local do implante não influenciaram a precisão da navegação dinâmica. No entanto, a precisão do grupo DN pareceu ser maior nos dentes molares.[40]

Este estudo teve como objetivo avaliar a precisão de uma guia cirúrgica fresada por controlo numérico computorizado (CNC) para a colocação de implantes em maxilares edêntulos. Foram recrutados nove pacientes com 12 maxilares edêntulos e foram fabricadas guias radiográficas com modelos de diagnóstico a partir de próteses de cera. Os pacientes efectuaram uma tomografia computorizada de feixe cónico (CBCT) usando as guias radiográficas radiopacas. As posições dos implantes foram virtualmente desenhadas no software de planeamento com base nos dados da TCFC e os modelos radiográficos foram convertidos em guias cirúrgicas utilizando a técnica de fresagem CNC. Foram colocados 44 implantes em 12 maxilares edêntulos seguindo o protocolo de cirurgia de implantes guiada. Foram efectuadas digitalizações CBCT pós-cirurgia para cada maxilar, e foram medidos os desvios entre as posições planeadas e reais dos implantes. Não foi encontrada qualquer diferença significativa no desvio da posição do implante entre a maxila e a mandíbula ou entre casos com e sem pinos de ancoragem. As guias fabricadas utilizando a técnica de fresagem CNC proporcionaram uma precisão comparável à das guias fabricadas por estereolitografia. A deslocação das guias na arcada edêntula pode ser o principal fator que contribui para o desvio.[41]

O estudo compara a exatidão das guias cirúrgicas de implantes impressas em 3D assistidas por computador sem manga metálica (MSF) e das guias cirúrgicas de implantes impressas em 3D incorporadas com manga metálica (MSI). O estudo envolveu a colocação de implantes nos segundos pré-molares esquerdos e nos primeiros molares bilaterais utilizando um sistema totalmente guiado. As guias foram medidas relativamente às diferenças de peso antes e depois da colocação do implante e aos desvios angulares antes e depois. Os resultados não revelaram diferenças estatisticamente significativas entre os dois grupos. O grupo MSF apresentou desvios angulares significativamente mais baixos ao longo da direção mesiodistal para os segundos pré-molares esquerdos, mas não ao longo da direção mesiodistal para os molares bilaterais ou na direção vestibulolingual para todos os dentes. O estudo concluiu que os guias cirúrgicos de implantes impressos em 3D sem inserções de manga metálica permitem uma colocação precisa do implante sem esgotar os orifícios do guia, tornando-os viáveis para a colocação de implantes totalmente guiados.[42]

O estudo investiga o impacto da posição do dente, da altura da manga, do comprimento do suporte, do módulo E da resina e do método de fabrico na precisão dos implantes dentários colocados in vitro totalmente guiados numa situação de extremidade livre do maxilar inferior. Foram colocados experimentalmente 384 implantes guiados utilizando clones de resina de um caso de um paciente. A posição pós-operatória do implante foi analisada com base na posição do dente, altura da manga, comprimento do suporte, módulo E da resina e método de fabrico (fresado, impresso). A precisão tridimensional foi determinada calculando o desvio angular, a crista média, o desvio apical e o desvio vertical linear no ápice. Os resultados mostraram que a precisão da colocação do implante utilizando guias fresadas foi afetada apenas pela posição do dente, com desvios mais fortes para implantes que substituem segundos molares. As guias impressas também tiveram um impacto na posição do implante, com um desvio vertical linear >1 mm encontrado para materiais com o módulo E mais baixo na posição do dente nº 37. A análise de regressão logística revelou uma menor probabilidade de desvio vertical linear >1 mm para materiais com maior módulo E e um rácio mais elevado para uma menor altura da manga. Em conclusão, as guias cirúrgicas fresadas têm uma precisão superior em situações de extremidade livre sem suporte dentário distal em comparação com as guias cirúrgicas impressas em 3D. Alturas de manga mais pequenas e suporte dentário alargado melhoram a precisão da colocação do implante.[43]

Este estudo in vitro teve como objetivo comparar a precisão da cirurgia de implantes assistida por computador (totalmente guiada e parcialmente guiada) em comparação com a colocação de um único implante à mão livre. O estudo envolveu 20 implantes colocados em réplicas a partir de uma tomografia computorizada de feixe cónico (CBCT) de um paciente parcialmente edêntulo. A posição do implante foi digitalizada utilizando um scanner de laboratório e comparada com a posição planeada. A veracidade e a precisão foram determinadas utilizando o desvio 3D na crista do implante. A cirurgia de implante totalmente guiada obteve desvios 3D significativamente mais baixos entre a posição planeada e a posição real do implante, com 0,22 ±0,07 mm (2 mm de distância manga-osso) do que a parcialmente guiada 0,69 ±0,15 mm e a colocação à mão livre 0,80 ±0,35 mm na crista (P<.001). A distância entre os implantes em cada grupo foi mais baixa no grupo totalmente guiado e mais alta no grupo à mão livre. O estudo concluiu que a cirurgia estática de implantes assistida por computador demonstrou uma elevada exatidão e precisão, sendo que quanto mais próxima a manga estiver do osso, mais exactos e precisos serão os resultados.[44]

.

O estudo apresenta um novo protocolo para o planeamento de implantes dentários em 3D utilizando inteligência artificial e realidade aumentada. O protocolo envolve a aquisição de dados 3D utilizando um scanner intra-oral e uma tomografia computorizada de feixe cónico (CBCT), a segmentação por IA para obter modelos em linguagem de tesselação padrão (STL), o carregamento de modelos STL selecionados no sistema de RA, o planeamento cirúrgico com hologramas, a conceção de guias cirúrgicas utilizando software CAD de código aberto e a cirurgia do paciente. Os resultados mostram que este protocolo é eficaz e eficiente em termos de tempo para a cirurgia de implantes guiada estática simples em pacientes parcialmente edêntulos, permitindo aos médicos planear implantes num ambiente 3D autêntico sem software de cirurgia guiada por radiologia. A precisão da colocação de implantes é clinicamente aceitável, com pequenos desvios. A utilização combinada de IA e RA pode alterar a perspetiva da cirurgia de implantes guiada moderna para um planeamento 3D autêntico.[45]

A cirurgia guiada dinâmica (DGS) é uma tecnologia de mão livre guiada por computador que permite a realização de procedimentos altamente precisos em tempo real através de instrumentos de rastreio de movimentos. Esta investigação teve como objetivo comparar a precisão da DGS e dos métodos alternativos de orientação de implantes, a cirurgia guiada estática (SGS) e a mão livre (FH). Uma revisão sistemática de 25 publicações encontrou uma diferença média ponderada (WMD) não significativa entre a DGS e a SGS em todos os parâmetros avaliados. No entanto, o SGD apresentou diferenças significativas em três parâmetros: desvios coronal, angular e apical. Não foram encontradas diferenças significativas na análise do desvio vertical, mas foram observadas diferenças significativas entre as diferentes técnicas. Em conclusão, o DGS é um tratamento alternativo válido que atinge uma precisão semelhante à do SGS, mas também é mais exato, seguro e preciso do que o FH ao transferir o plano de implante virtual pré-cirúrgico para o paciente. O coeficiente de desvio do implante foi calculado para quatro parâmetros diferentes: desvios horizontais, angulares e verticais coronais e apicais. Não foram encontradas diferenças significativas na análise do desvio vertical, mas foram observadas diferenças significativas entre as diferentes técnicas.[46]

Um estudo investigou o impacto das tecnologias de fabrico, como a fresagem e a impressão 3D, nestes guias. As guias cirúrgicas foram digitalizadas e comparadas em análise 3D com o ficheiro digital das guias concebidas. A distância média 3D da superfície e os desvios axiais e lineares dos alojamentos das mangas foram medidos utilizando um programa de software metrológico. Foram utilizadas análises estatísticas univariadas e multivariadas para investigar os efeitos da tecnologia de fabrico, do tipo de suporte e do tipo de arco na precisão das guias. Os resultados mostraram que os desvios medianos da superfície do entalhe em contacto com a mucosa foram significativamente mais baixos para as guias fresadas (0,05 mm) do que para as guias impressas em 3D (0,07 mm). Os desvios axiais dos alojamentos das mangas foram significativamente afectados pela tecnologia de fabrico, pelo tipo de suporte e pelo efeito combinado da tecnologia de fabrico e do ângulo manga-costas. O desvio linear dos pontos centrais foi significativamente afetado pelo tipo de suporte, com a fresagem a ter um desempenho ligeiramente superior ao da impressão 3D.[47]

Esta revisão sistemática investiga a precisão da colocação de implantes zigomáticos (ZI) utilizando cirurgia dinâmica assistida por computador (d-CAIS), cirurgia estática assistida por computador (s-CAIS) e uma abordagem à mão livre em pacientes com maxila edêntula atrófica grave e/ou maxila deficiente. Foi incluído um total de 14 estudos com 511 ZIs. O resultado primário foi o desvio planeado/colocado, enquanto os resultados secundários foram a sobrevivência da ZI e as complicações cirúrgicas. Foram utilizadas meta-análises de efeitos aleatórios e meta-regressão para comparar as quantidades de registo fiducial para d-CAIS e os diferentes desenhos de s-CAIS. A média combinada dos desvios ZI do grupo d-CAIS foi de 1,81 mm no ponto de entrada e 2,95 mm no ponto do ápice, e os desvios angulares foram de 3,49 graus. A média combinada dos desvios ZI do grupo s-CAIS foi de 1,19 mm no ponto de entrada e 1,80 mm no ponto do ápice, e os desvios angulares foram de 2,15 graus. O grupo de mão livre teve 2,04 mm no ponto de entrada e 3,23 mm no ponto de ápice, e os desvios angulares foram de 4,92 graus. O estudo concluiu que a utilização do d-CAIS e do s-CAIS modificado para a cirurgia de ZI apresentou resultados clinicamente aceitáveis relativamente à média dos desvios de entrada, do vértice e angulares. Os valores máximos de desvio foram predominantemente observados no s-CAIS convencional. Os cirurgiões devem estar atentos a potenciais desvios e complicações, independentemente da tomada de decisão em diferentes abordagens de guia.[48]

Este estudo teve como objetivo avaliar a precisão dimensional de guias cirúrgicos para colocação de implantes estáticos assistidos por computador utilizando fresagem ou impressão 3D. Foi efectuada uma pesquisa exaustiva da literatura em bases de dados electrónicas como PUBMED, SCOPUS, Cochrane Database of Systematic Reviews, EBSCO host Research Databases e Web of Knowledge. Foram selecionados 33 estudos a partir de 1928 registos, tendo 11 cumprido os critérios de elegibilidade. Todos os estudos analisaram guias cirúrgicos impressos, enquanto apenas dois analisaram tanto modelos impressos como fresados. Os estudos eram heterogéneos em termos de metodologia e equipamento, e foram utilizados diferentes parâmetros para a medição da precisão, o que dificultou a síntese quantitativa. Conclui-se que não existem provas claras para determinar qual a tecnologia de fabrico que proporciona uma melhor precisão para os guias cirúrgicos, embora a fresagem possa obter melhores resultados em termos de variação reduzida. Incentivam-se estudos futuros devido às implicações clínicas desta questão.[49]

Esta revisão de escopo teve como objetivo fornecer uma visão geral da precisão da colocação, sobrevivência do implante e complicações da cirurgia de implante zigomático assistida por computador (CAZIS). Foi realizada uma pesquisa sistemática de publicações em inglês e chinês mandarim até maio de 2023, incluindo estudos clínicos e estudos em cadáveres sobre CAZIS. Foram incluídos 28 artigos na revisão, sendo 18 sobre cirurgia de implante zigomático estático assistido por computador (sCAZIS), 8 sobre cirurgia de implante zigomático dinâmico assistido por computador (dCAZIS) e 2 sobre cirurgia de implante zigomático assistido por robô (rAZIS). Os desvios médios dos ZIs no grupo sCAZIS foram de 1,15 ±1,37 mm (desvio coronal),

2,29 ±1,95 mm (desvio apical) e 3,32 ±3,36 graus (desvio angular). Os desvios médios do dCAZIS foram de 1,60 ±0,74 mm (coronal), 2,27 ±1,05 mm (apical) e 2,89 ±1,69 graus (angular). A taxa de sobrevivência do implante foi elevada (96,3% para a sCAZIS, 98,2% para a dCAZIS e 100% para a rAZIS, especificada em 14 dos 21 estudos clínicos). No entanto, devido ao número reduzido de estudos relevantes, não foi possível tirar conclusões válidas relativamente às complicações. O CAZIS demonstrou eficácia clínica com elevadas taxas de sobrevivência dos implantes e precisão de colocação, com o rAZIS a apresentar o menor desvio tridimensional entre as três abordagens guiadas.[50]

O desenvolvimento dos implantes dentários teve um grande impacto nos pacientes e a restauração oral suportada por implantes tornou-se uma opção de tratamento cada vez mais utilizada para pacientes parcialmente edêntulos e completamente edêntulos, mesmo em pacientes com perda óssea grave e em locais que anteriormente eram considerados inadequados para a colocação de implantes, o que se tornou possível através de procedimentos de aumento ósseo, regeneração e regeneração de tecidos moles.[51] O sucesso dos implantes dentários no tratamento de pacientes está diretamente relacionado com a avaliação do paciente e um bom planeamento do tratamento. É necessária uma colocação precisa para obter o melhor resultado funcional e estético. Isto pode ser conseguido através de um guia cirúrgico que permite uma cirurgia minimamente invasiva previsível e segura. [3]

GUIAS CIRÚRGICOS

No campo da medicina dentária moderna, o posicionamento tridimensional ideal do implante dentário com um ajuste protético ótimo oferece resultados bem sucedidos a longo prazo.[2] As complicações dos implantes são frequentemente sequelas inadvertidas de um diagnóstico, planeamento do tratamento, método cirúrgico e colocação inadequados. Isto pode ser ultrapassado através da utilização de guias cirúrgicos para o posicionamento dos implantes.[3] Para estabelecer uma continuidade lógica entre o diagnóstico, o planeamento protético e as fases cirúrgicas, é essencial a utilização de um dispositivo de transferência.[52] Para conseguir uma colocação tão exacta do implante, a avaliação pré-cirúrgica dos tecidos duros e moles é o mais importante. Os seus esforços podem ser alcançados utilizando vários programas de aplicação, como imagens digitais, software de planeamento de implantes 3D, técnicas de produção de modelos guiados por imagem, guias cirúrgicos assistidos por computador ou em laboratório e cirurgia assistida por computador ou abordagem de navegação dinâmica. O posicionamento incorreto do implante conduziria a uma carga mecânica desfavorável, causando peri-implantite e perda do implante numa fase precoce. Para além das complicações mecânicas, o mau posicionamento do implante pode levar a complicações biológicas devido à incapacidade de manter uma higiene adequada. [2]

O dentista restaurador fabrica a férula de guia cirúrgica após as consultas de restauração pré-cirúrgica, uma vez determinado o desenho protético final, o esquema oclusal e a localização, tamanho e angulações do implante. A férula cirúrgica determina a colocação do corpo do implante que oferece a melhor combinação de

(1) Suporte para as forças repetitivas de oclusão,

(2) Estética, e

(3) Requisitos de higiene. [26]

Um plano bem desenvolvido deve ser transferido com precisão, deixando poucas decisões no momento da cirurgia. A guia cirúrgica desempenha um papel importante na transferência da ideia pré-mapeada para o local de colocação do implante nas suas posições designadas (angulação e profundidade).[54] A colocação de implantes orientada para a restauração realizada com um modelo de guia cirúrgica pode diminuir as complicações clínicas e laboratoriais.[55] Está bem documentado na literatura que os modelos cirúrgicos são significativamente mais precisos do que a inserção à mão livre.

A cirurgia de implantes com orientação protética tem sido um assunto de interesse fundamental para a profissão dentária. O posicionamento correto do implante tem vantagens óbvias, tais como resultados estéticos e protéticos favoráveis, estabilidade a longo prazo dos tecidos duros e moles peri-implantares em resultado de uma higiene oral simples e o potencial para assegurar uma oclusão e carga de implante ideais. Além disso, o posicionamento correto do implante permite as próteses finais sejam concebidas de forma optimizada e torna possível conceber e fabricar supra-estruturas aparafusadas recuperáveis, evitando assim restaurações cimentadas não recuperáveis. Consequentemente, todos estes factores podem contribuir para o sucesso a longo prazo dos implantes dentários. Além disso, vários requisitos, como a distância inter-implantar desejada, a distância dente-implante, a profundidade do implante e outros aspectos, tornaram o planeamento virtual de implantes uma ferramenta importante quando se pretende obter um sucesso ótimo do tratamento[56]

OBJECTIVOS DOS GUIAS CIRÚRGICOS

O principal objetivo de um guia/modelo cirúrgico é

- ✓ para dirigir o sistema de perfuração de implantes e proporcionar uma colocação precisa do implante na posição, angulação e profundidade corretas, de acordo com o plano de tratamento cirúrgico.
- ✓ para transferir com precisão o plano para o local da operação, modelos cirúrgicos radiográficos convencionais personalizados ou guiados por imagens de computador.
- ✓ Para orientar a quantidade de redução óssea ou a extração de tecidos moles e duros, se necessário [3]

PERSPECTIVA HISTÓRICA

No final dos anos 80, estavam disponíveis vários programas de software que utilizavam a tomografia computorizada para representar a cabeça humana. Em 1992, um sistema sem moldura chamado 'Viewing Wand' foi a primeira unidade de navegação desenvolvida cirurgicamente pela empresa de Ontário

equipa de neurocirurgia.[57] Para efeitos de planeamento cirúrgico e navegação, antes e durante a operação, este sistema serviu de complemento à tomografia computorizada, juntamente com a ressonância magnética e a emissão de positrões tomografia. Nos anos seguintes, a navegação cirúrgica tornou-se popular na área médica, especialmente na neurocirurgia.[57-59] Assim, a vantagem de utilizar esta cirurgia assistida por computador é a precisão que oferece.

Mais tarde, tal como na medicina, a imagiologia 3D foi utilizada na medicina dentária para o planeamento pré-cirúrgico e para orientar a colocação de implantes dentários durante a cirurgia. Em 1988, D'haese et al.[60] descreveram o objetivo de diagnosticar e avaliar os rebordos alveolares utilizando um software dentário para interpretar os cortes axiais da tomografia computorizada em "imagens transversais tridimensionais", que foi introduzido pela primeira vez pela Columbia scientific, inc (Glen burnie, MD, EUA). Mais tarde, em 1991, foi desenvolvido o software combinado ImageMaster-101, que fornecia imagens gráficas de implantes dentários em comparação com as imagens de secção transversal. O Simplant 6.0 (Columbia Scientific 1999) adicionou ao software a criação de uma renderização de superfície de imagem tridimensional reformatada. Em 2002, a Materialise (Leuven, Bélgica) adquiriu a Columbia Scientific e introduziu a tecnologia de perfuração de osteotomias a uma profundidade e direção exactas através de uma guia cirúrgica.

Nos anos seguintes, foi introduzido um guia cirúrgico para avaliar a profundidade e a direção do local da osteotomia. Recentemente, foram desenvolvidas novas modalidades de abordagem cirúrgica guiada. Desde então, várias empresas de software, de prototipagem rápida e de implantes introduziram o seu próprio software e modalidades de guia cirúrgico para permitir uma abordagem cirúrgica guiada. Em 2000, foi introduzida a primeira cirurgia guiada por navegação dinâmica no domínio da implantologia dentária.[60]

VANTAGENS DE UM GUIA CIRÚRGICO

✓ Diminui os erros manuais associados à colocação de implantes à mão livre

✓ Procedimento minimamente invasivo - uma vez que as guias cirúrgicas permitem uma intervenção mínima, os problemas cirúrgicos pós-operatórios são minimizados, proporcionando benefícios psicológicos tanto para o doente como para o médico

✓ Precisão - Os implantes são componentes orientados para a prótese; qualquer desvio pode levar a resultados abruptos no funcionamento. Com as guias cirúrgicas, a colocação de implantes tornou-se mais precisa

✓ Segurança - A segurança é o maior fator quando se colocam implantes em áreas críticas da boca. Mesmo o mais pequeno erro pode levar a complicações graves. Com as guias, esses desvios podem ser evitados. Os danos na estrutura vital são facilmente evitados

✓ Previsibilidade - Não é possível manter a vigilância durante todo o procedimento. Mesmo mãos experientes estão associadas a uma diminuição da qualidade em comparação com a técnica de implantação guiada

✓ Estética - Verifica-se que a utilização de guias cirúrgicos para transferir o planeamento do software para a colocação real tem mostrado bons resultados cosméticos

✓ Higiene - A manutenção de uma saúde oral adequada é assegurada devido à colocação correta dos implantes

✓ Para uma melhor sobrevivência, as próteses suportadas por implantes devem ser colocadas em posições previamente planeadas. Os guias podem ajudar na qualidade da colocação dos implantes

✓ Redução do tempo de cirurgia de implante

✓ Facilidade de fabrico: A maioria dos implantes tem software incorporado, o que permite fazer compras e encomendas em linha com um único botão.

✓ Estão disponíveis tipos de guias cirúrgicas especiais, tais como guias de redução óssea, que podem permitir a colheita de enxertos

✓ A própria guia pode funcionar como uma prótese provisória para casos totalmente desdentados

✓ Maior visibilidade do local da cirurgia e acesso fácil para a exposição do retalho

✓ Resultados exactos para principiantes

✓ Prever os custos

✓ Reduzir os custos próprios devido ao facto de ser necessário menos tempo de cirurgia de implante e à ausência de falhas [20, 61-65]

DESVANTAGENS DE UM GUIA CIRÚRGICO

✓ Uma vez fabricadas, as guias não permitem qualquer alteração ou modificação da posição pré-determinada, caso seja necessário no momento da cirurgia

✓ Quaisquer alterações nos tecidos (por exemplo, inchaço, perda de dentes do pilar) entre o momento da encomenda e a instalação do implante podem alterar o ajuste da prótese e, em última análise, o funcionamento da prótese do implante

✓ A deslocação da guia pode ocorrer durante a cirurgia se a guia não estiver estabilizada

✓ Alojamento de brocas em stents

✓ A deslocação da guia também ocorre quando a perfuração se destina a penetrar em osso duro, produzindo forças de torção nas mangas, levantando assim a guia

✓ Custos de arranque associados à aquisição de software

✓ Maiores curvas de aprendizagem[63-65]

COMPONENTES DE UM GUIA CIRÚRGICO

Uma guia cirúrgica é a união de dois componentes:

1. Os cilindros-guia

2. A superfície de contacto.

A superfície de contacto adapta-se a um elemento das gengivas do paciente ou ao maxilar do paciente (ou seja, o osso, os dentes). Os cilindros dentro das guias de broca ajudam a transferir o plano, orientando a broca na localização e orientação exactas.[3]

O implante deve ser colocado de forma a que, em primeiro lugar, o fundo e os lados estejam totalmente cobertos por osso ou material de substituição óssea. Em segundo lugar, deve ter-se o cuidado de não danificar quaisquer estruturas anatómicas vizinhas. Estas são, nomeadamente, o nervo mandibular, no caso da mandíbula, e a membrana schneideriana do seio maxilar, no caso da maxila, e também
as raízes dos dentes adjacentes. Em terceiro lugar, a posição do implante tem de ser compatível com a restauração protética final pretendida.[66]

KIT DE CIRURGIA GUIADA

Um kit cirúrgico guiado padrão contém punção da mucosa, punho de broca, punho c, pinos de fixação de gabarito, chave de retenção de âncora, chave de paragem para implantes guiados, manga em T,
tubos-guia.

Pinos de ancoragem de retenção

Diferentes tipos de guias cirúrgicas requerem considerações diversas para a estabilização da guia. As considerações devem ser decididas relativamente ao tipo de guia cirúrgico, implante

número, posição do local edêntulo, presença de quaisquer limitações anatómicas (seio maxilar, nervo mandibular) e comprimento dos parafusos de fixação. Idealmente, os parafusos de fixação devem ser colocadas na vertical, uma vez que a posição vertical estabiliza melhor a guia e tem também a vantagem adicional de facilitar a acessibilidade para a colocação.

Âncoras de retenção para guias suportadas por dentes
Se a zona edêntula estiver delimitada por dentes bilateralmente, então a âncora de fixação é posicionada no meio da zona edêntula.
Se a zona edêntula distal: As âncoras de fixação são posicionadas o mais distalmente possível na arcada, não necessariamente adjacentes à zona edêntula distal.

Âncoras de retenção para guias suportadas pela mucosa
Pelo menos três em número. Duas âncoras posicionadas nas extremidades distais e uma âncora posicionada no centro da arcada edêntula. As áreas distais ou posteriores contêm normalmente estruturas importantes, como o seio maxilar e os nervos mandibulares. Nestas condições, temos de ter estas estruturas em consideração e planear o mais distalmente possível. Ao utilizar guias suportadas pela mucosa, os rebaixos são aliviados na região labial onde as âncoras de fixação são fixadas. O aparafusamento nestas áreas pode afastar a guia dos tecidos da mucosa. Esta última situação pode ser evitada segurando a guia inicialmente até colocar, pelo menos, um parafuso em posição

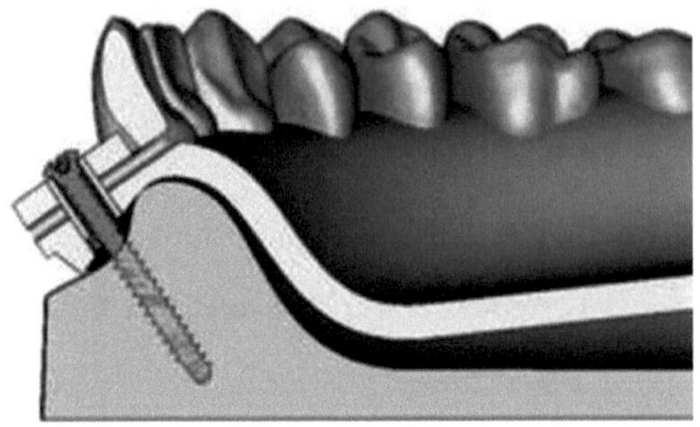

Fenómeno de descolagem

Âncoras de retenção para guias com suporte ósseo

Duas âncoras de fixação são suficientes para fixar rigidamente a guia ao osso. Uma no lado direito e outra no lado esquerdo. Na área do corte inferior, pode ocorrer uma inclinação ou levantamento da guia aquando do aperto do parafuso. Esta última situação é evitada segurando a guia enquanto a segunda âncora é apertada. Não é uma regra que toda a guia deva entrar em contacto com o tecido ósseo.[61,67]

TIPOS DE GUIAS CIRÚRGICOS DE IMPLANTES

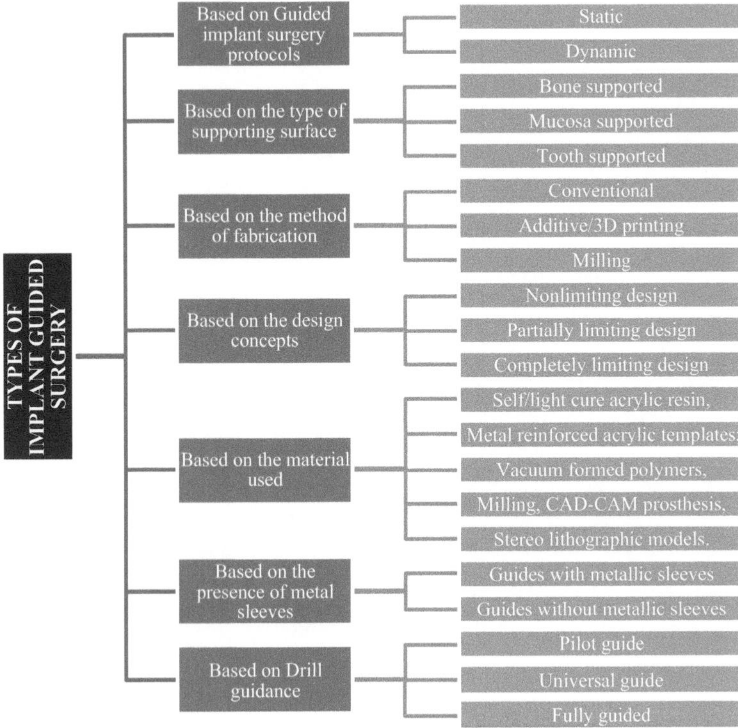

Os protocolos de cirurgia guiada por implantes são de dois tipos:

(1) Estática e

(2) Abordagem guiada pela dinâmica.

A abordagem estática refere-se à utilização de um modelo cirúrgico estático, obtido a partir de imagens tomográficas computorizadas. No entanto, a posição do implante não pode ser alterada no intra-operatório. Utilizando máquinas de perfuração especialmente concebidas, a localização do implante é normalmente transferida para a férula cirúrgica.[2,68,69] Outra opção, designada por método estereolitográfico, utiliza software especificamente concebido para desenhar virtualmente o stent cirúrgico e, posteriormente, fabricá-lo utilizando a polimerização de uma resina líquida sensível

aos raios ultravioleta.[60]

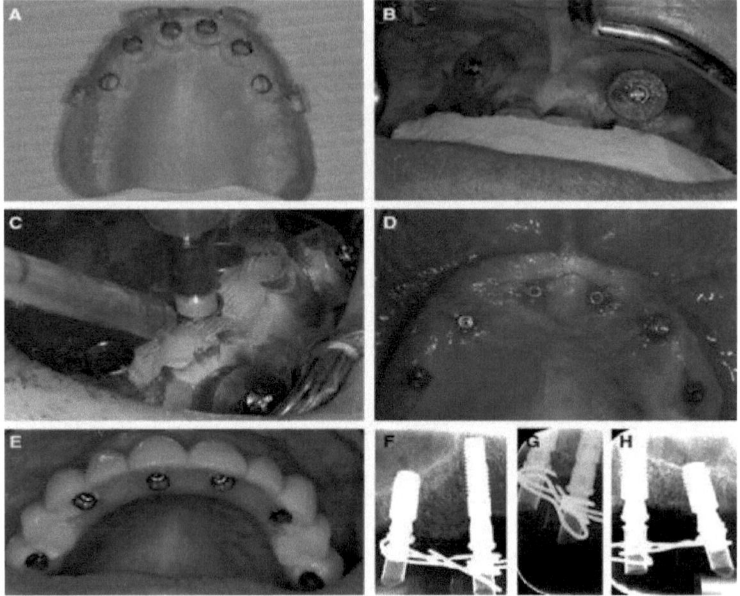

Exemplo clínico que ilustra o protocolo de tratamento para orientação apoiada em
tecido.
(A) Guia estereolitográfica com parafusos de fixação igualmente distribuídos.
(B) Fixação da guia com um índice de massa intermaxilar.
(C) Instalação guiada com rega abundante.
(D) Todos os implantes instalados com um pilar único instalado no topo.
(E) Ponte aparafusada em acrílico reforçado com fibra assente.
(F-H) Radiografias peri-apicais dos implantes, pilares e ponte in situ.[60]

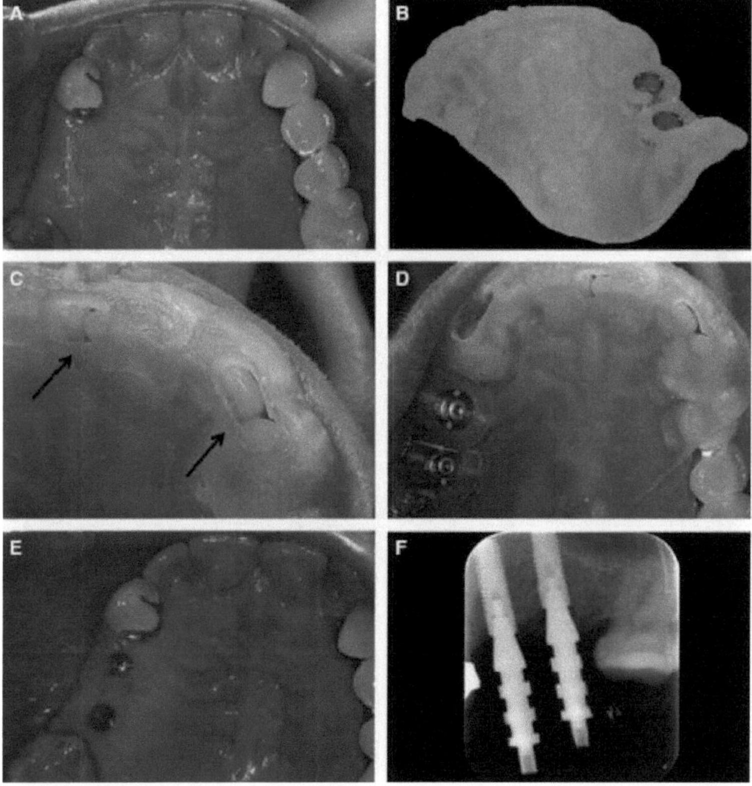

Exemplo clínico que ilustra o protocolo de tratamento para orientação suportada por dentes.
(A) Vista pré-operatória do maxilar.
(B) Guia estereolitográfica com suporte dentário.
(C) As janelas de inspeção são utilizadas para confirmar o assentamento correto da guia.
(D) Suportes de implantes calibrados em profundidade.
(E) Vista pós-operatória dos implantes instalados.
(F) Coifas de impressão 3 meses após a cirurgia.[21]

A abordagem dinâmica, também designada por navegação, refere-se à utilização de um sistema de navegação cirúrgica que reproduz a posição virtual do implante diretamente a partir de dados tomográficos computorizados e permite alterações intra-operatórias da posição do implante. Estes sistemas baseiam-se na tecnologia de seguimento de movimentos que permite o seguimento em tempo real da broca dentária

e do paciente durante toda a cirurgia[60]

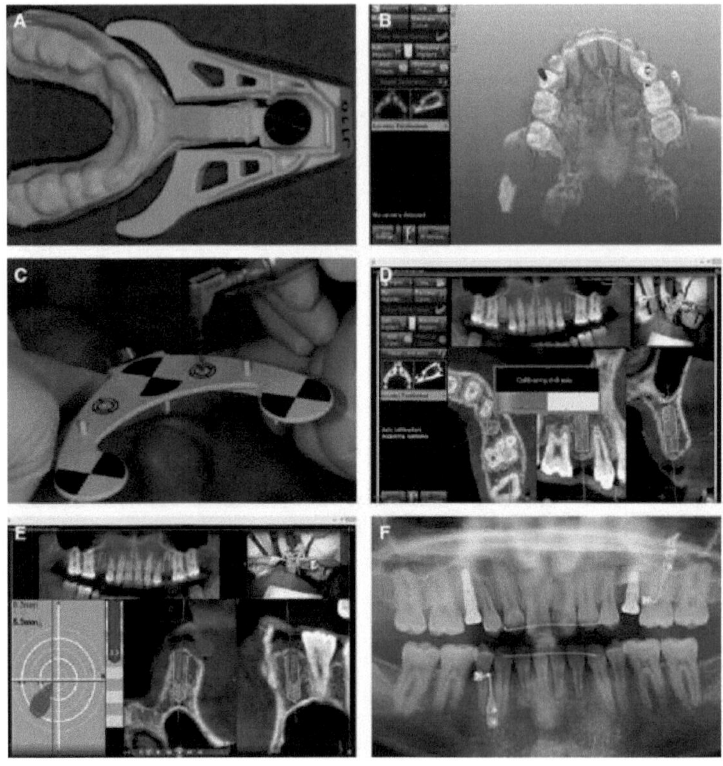

Exemplo clínico que ilustra o protocolo de tratamento com cirurgia guiada dinâmica (Navident, Canadá).
A. O stent termoplástico (Navistent TM) liga o marcador radiográfico aos dentes residuais
B. A interface digital permite uma cirurgia de implantes orientada por próteses
C + D. Antes de utilizar um novo berbequim, é necessário efetuar um procedimento de calibração
E. A preparação da osteotomia pode ser vista em tempo real
F. CBCT pós-operatório após a instalação do implante.

Os desenhos das guias cirúrgicas são preparados com base no tipo de superfícies de

suporte. São elas: (1) Apoiada no dente,

(2) Com suporte mucoso,

(3) Suportado por ossos,

Guias com apoio para os dentes

Os restantes dentes são utilizados para suportar a guia cirúrgica. São a guia mais exacta e mais fácil de utilizar.[29,70] Estas guias são utilizadas principalmente em pacientes parcialmente edêntulos e dependem muito da exatidão da impressão e do molde de estudo. Devem estar presentes, no mínimo, três dentes estáveis para suportar a guia durante a cirurgia e não apresentar qualquer movimento quando ligeiramente manipulada.[61] Estas guias são normalmente translúcidas, permitindo assim a visualização do assentamento completo da guia. Não devem existir espaços entre a guia e os dentes no molde de estudo ou na boca.

Indicações

1. Pacientes parcialmente desdentados

2. Número suficiente de dentes para o suporte da guia

Requisitos (um dos seguintes)

1. Molde de estudo + CBCT

2. Estereolitografia (STL) Ficheiro STL do molde de estudo + CBCT

3. Impressão digital + CBCT

Guias com suporte de mucosa

Isto utiliza a mucosa tal como é utilizada em pacientes completamente desdentados e estas cirurgias são normalmente designadas *sem retalho*. Em alguns casos, as guias são difíceis de assentar corretamente, especialmente se existir uma sobreextensão para além do vestíbulo ou do pavimento da boca. Por vezes, são utilizados registos de mordida para assegurar a colocação e o posicionamento ideais. Em muitos casos, são colocados pinos ou parafusos estabilizadores para melhorar a estabilidade durante a osteotomia e a colocação do implante. Os casos mais difíceis para a utilização de guias de tecidos moles são os maxilares com abóbadas palatinas planas e mandíbulas com pavimento da boca alto com muito pouco vestíbulo. A maioria dos guias de tecidos moles suportados pela arcada completa são fabricados através da técnica "dual scan"

Vantagem-

é necessária uma menor ou nenhuma reflexão dos tecidos, pelo que o desconforto pós-operatório é menor.

Indicações

1. Apenas pacientes desdentados

2. Deve ter apoio suficiente

a. Maxila (palato)

b. Mandíbula: suporte vestibular ou lingual suficiente da prótese

Requisitos

Técnica Dual Scan.

Guias com suporte ósseo

Utiliza um suporte ósseo após a elevação de um retalho mucoperiosteal extenso de espessura total para expor as cristas ósseas, de modo a permitir o assentamento adequado da guia, e tem uma maior probabilidade de imprecisão. São utilizadas em locais parcialmente edêntulos e em locais completamente edêntulos. Se for indicada uma modificação óssea, o assentamento correto da guia pode ser difícil, resultando em erros na colocação do implante. Nalguns casos, pode ser utilizada uma guia de redução óssea antes de assentar a guia com suporte ósseo. É de notar que podem existir pequenas protuberâncias ósseas que se encontram abaixo da resolução do exame. Por conseguinte, deve ser efectuada uma avaliação meticulosa dos contornos ósseos antes da preparação do local da osteotomia. É aplicável em doentes com necessidade de cirurgia (óssea) mais extensa.

Indicações

    1. Pacientes edêntulos

    2. Pacientes parcialmente desdentados (falta de pelo menos três dentes) [71]

Estudos: Os estudos de precisão que comparam os três tipos de guias mostraram que as guias suportadas por dentes são as mais precisas, seguidas das guias suportadas por ossos. As guias de tecidos moles são as menos precisas, principalmente devido à consistência e às alterações dos tecidos moles. [34, 70]

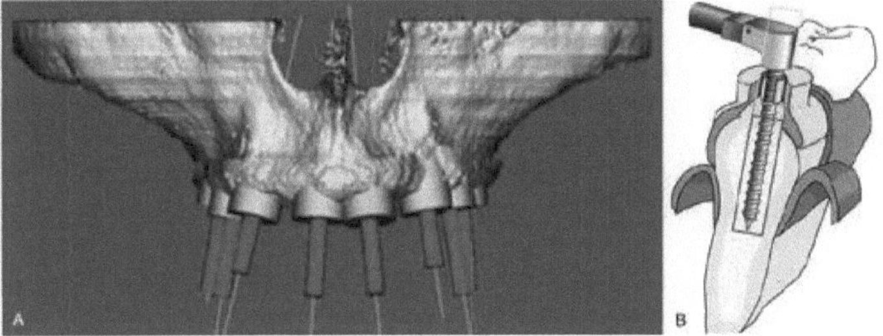

Férula cirúrgica com suporte ósseo. (A e B) A férula requer a exposição do osso e o assentamento completo da férula cirúrgica. [71]

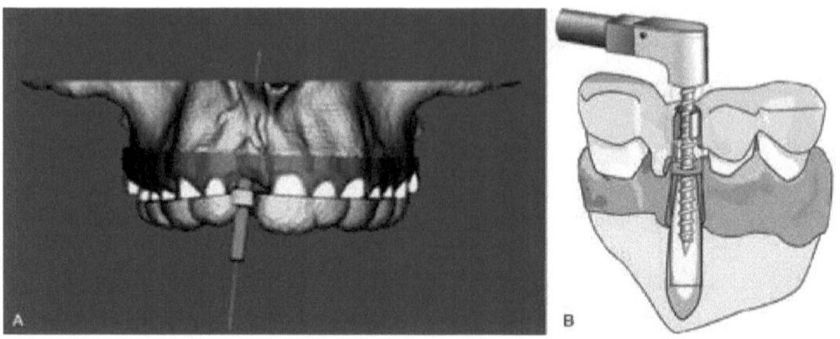

Moldeira cirúrgica com suporte dentário. (A e B) A férula necessita de dentes remanescentes adequados para assentar e estabilizar completamente sobre os dentes.[71]

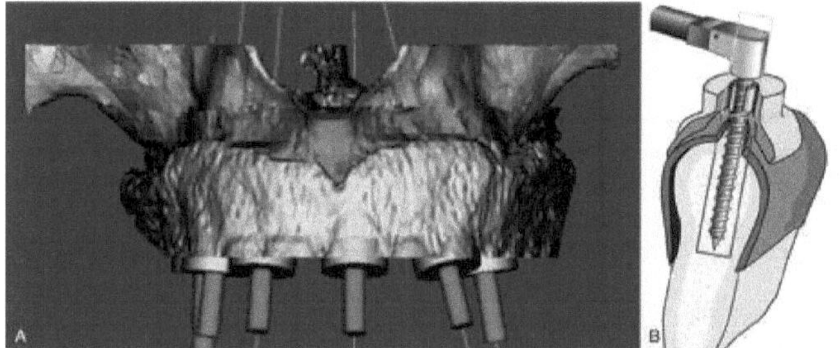

Gabarito cirúrgico suportado por tecido mole. (A e B) A férula requer tecido mole adequado para permitir o assentamento e a estabilização completos.[71]

As três técnicas normalmente utilizadas para preparar os orifícios-guia e fabricar o guia de implante radiográfico e cirúrgico são

1. mão livre convencional,

2. moagem, e

3. tecnologia de conceção assistida por computador/manufatura assistida por computador (CAD-CAM)[72]

O fabrico dos modelos de guias cirúrgicos baseia-se então num dos seguintes conceitos de conceção apresentados por Stumpel[73] .

(1) Conceção não limitativa

(2) Conceção parcialmente limitativa

(3) Conceção completamente limitativa

Estes conceitos de design são classificados com base na quantidade de restrição cirúrgica oferecida pelos modelos de guias cirúrgicos.

CONCEPÇÃO NÃO LIMITATIVA

Um modelo cirúrgico não limitativo é um modelo que permite uma localização generalizada do local de implante ideal. Os desenhos não limitadores apenas fornecem uma indicação ao cirurgião sobre a localização da prótese proposta em relação ao local de implante selecionado. Não é incorporado qualquer guia direcional real neste tipo de modelo, a não ser possivelmente os contornos vestibulares ou linguais do posicionamento ideal dos dentes. Estes modelos permitem ao cirurgião de implantes apenas uma localização inicial da prótese proposta, não a angulação exacta (vestibulolingual) e a posição (mesiodistal). Este tipo de gabarito permite uma grande flexibilidade e latitude relativamente à posição final do implante. [71,73] Um método simples e económico para fabricar este tipo de gabarito é a duplicação de uma prótese existente ou a modificação da tala transparente de Preston para o diagnóstico dos contornos dos dentes, da posição dos dentes e da forma oclusal.[74]

Blustein et al[75] e Engelman et al[76] descreveram uma técnica em que um orifício para um pino guia era perfurado através de uma matriz transparente formada a vácuo (Figura 1). Este orifício indicava a posição óptima do implante dentário. No entanto, a angulação foi determinada pela utilização de dentes adjacentes e opostos. Almog et al[77] descreveram o guia de tira de chumbo da circunferência, no qual uma tira de chumbo era fixada nas superfícies externas do enceramento de diagnóstico. Esta foi utilizada para delinear a posição do dente sobre o local do implante.

O modelo não limitativo é vantajoso devido à facilidade de fabrico e ao baixo custo envolvido.[71] Foi observado que a utilização destas guias pode resultar numa colocação inaceitável do orifício de acesso e/ou numa angulação inaceitável do implante. Assim, estes modelos podem servir como indicadores de imagem durante a fase cirúrgica da colocação do implante.[4]

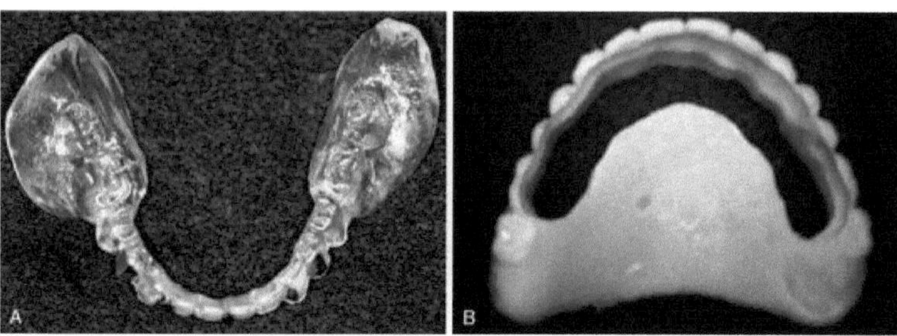

Modelos cirúrgicos não limitativos:
(A) Prótese mandibular com contorno lingual removido. (B) Prótese maxilar com contorno lingual removido e retenção do palato para suporte.[17]

CONCEPÇÃO PARCIALMENTE LIMITATIVA

O desenho de limitação parcial incorpora uma manga guiada ou uma ranhura que permite a angulação de um tamanho de broca (normalmente a broca piloto) e o resto da osteotomia e colocação do implante é depois terminado à mão livre pelo cirurgião.[73] As técnicas baseadas neste conceito de desenho envolvem o fabrico de um modelo radiográfico, que é depois convertido num modelo de guia cirúrgico após avaliação radiográfica. Embora o desenho com limitação parcial seja mais preciso do que o desenho sem limitação, estes modelos ainda não conseguiram restringir completamente a angulação das brocas cirúrgicas. Estudos clínicos demonstraram que estes tipos de gabaritos apresentam um elevado grau de erro na orientação vestibulolingual[71]

CONCEPÇÃO TOTALMENTE LIMITATIVA

Com o desenho do modelo limitador completo, a posição, angulação e profundidade da osteotomia são ditadas pelos tubos ou casquilhos guiados, restringindo qualquer variação por parte do cirurgião de implantes. A conceção completamente limitadora restringe o erro de osteotomia num plano vestibular e mesiodistal. Além disso, a adição de batentes de broca limita a profundidade da preparação e, consequentemente, o posicionamento da mesa protética do implante. À medida que as guias cirúrgicas se tornam mais restritivas, a tomada de decisões e a subsequente execução cirúrgica são menos efectuadas no intra-operatório. Basicamente, com o desenho limitador completo, a posição final do implante é conhecida antes da cirurgia propriamente dita. Esta técnica é extremamente popular porque o pilar protético final ou a restauração provisória podem ser pré-fabricados para provisionalização imediata após a colocação do implante.

A utilização de modelos cirúrgicos completos e limitados, fabricados a partir do planeamento interativo do tratamento com tecnologia de feixe cónico, demonstrou ser altamente precisa. No entanto, é necessário ter cuidado quando se utilizam modelos cirúrgicos fabricados convencionalmente (não a partir de TCFC) em moldes de estudo dentário, que são superfícies rígidas e não funcionais sem informações sobre a espessura dos tecidos moles e a morfologia óssea. Estes tipos de modelos cirúrgicos, normalmente feitos a partir de modelos de estudo, permitem a colocação de implantes de acordo com uma estimativa da localização dos dentes, tecidos moles e duros e estruturas vitais sem orientação tridimensional.[71]

Com base na orientação de perfuração[71]

Guia do piloto

- Ideal para a posição inicial (vestibular-lingual, mesial-distal)

- Apenas o primeiro berbequim utilizado

- Deve efetuar à mão livre as perfurações finais e a colocação de implantes

- Pode ter controlo de profundidade (brocas guiadas com paragem)

Utilizações: posição e angulação do implante

Guia Universal

- Compatível com todos os sistemas de implantes

- Orientação da perfuração

- Controlo da profundidade

- Finalizar a osteotomia com o sistema cirúrgico

- Deve colocar o implante à mão livre

Utilizações: profundidade, posição e angulação

Totalmente guiado

- Kits cirúrgicos específicos da marca

- Orientação da broca com controlo de profundidade (sequência completa)

- Orientação do implante com controlo de profundidade

- Possibilidade de sorriso imediato

Utilizações: profundidade, posição, angulação e colocação de implantes[71]

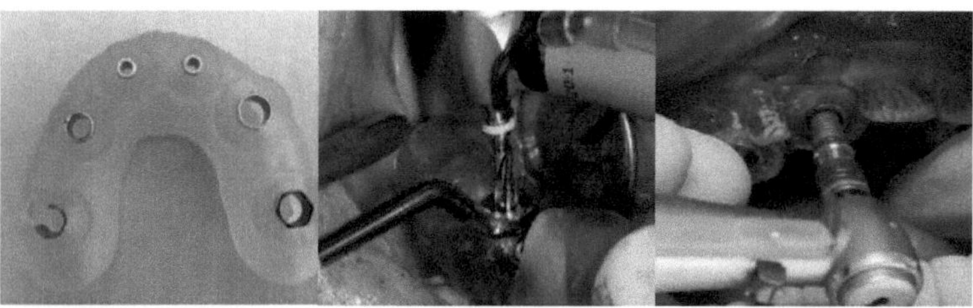

Modelo cirúrgico representando a colocação da guia piloto na parte anterior. Após a primeira perfuração, o médico deve completar as osteotomias à mão livre. Os implantes pré-molares são para colocação de guia universal e os sítios molares são para colocação de implantes totalmente guiados

Guia universal. Modelo cirúrgico que pode ser utilizado com qualquer sistema cirúrgico de implantes. Todas as brocas, exceto a última, são utilizadas a partir de um kit cirúrgico universal e de chaves especiais que se encaixam diretamente nos tubos cirúrgicos.

Totalmente guiado. Modelo cirúrgico que permite a utilização de todas as brocas de osteotomia e a colocação de implantes através da guia.

CLASSIFICAÇÃO SIMPLIFICADA DAS GUIAS CIRÚRGICAS

<table>
<tr><td>• Free</td><td></td><td>• Tooth supported only</td></tr>
<tr><td>• Access
   -With fixed guidance
   -With removable guidance</td><td>x</td><td>• Tissue supported only</td></tr>
<tr><td>• Precision
   -With fixed guidance
   -With removable guidance</td><td></td><td>• Tooth and tissue supported

• Tissue supported with added fixation</td></tr>
</table>

Existem três tipos de guias cirúrgicas: uma guia livre, uma guia de acesso e uma guia de precisão. A "guia livre" serve para indicar o ponto central do dente. A "guia de acesso" orientaria apenas a primeira broca; enquanto a guia de precisão orientaria toda a sequência de perfuração. Quando o restaurador decide o tipo de guia, segue-se o apoio durante a fase cirúrgica. Existem 4 possibilidades, nomeadamente: suporte de dente, suporte de tecido, suporte de dente e de tecido, ou suporte de tecido com uma fixação acessória para casos edêntulos. Para abranger alguns dos desenhos atualmente existentes, as guias de acesso e de precisão podem ter uma orientação fixa ou uma orientação amovível, em que o mecanismo de orientação pode ser removido. Com 3 desenhos e 4 suportes, existiriam 12 guias potenciais. No entanto, é pouco provável que seja necessária uma guia livre ou de acesso com suporte de tecido e fixação de acessórios. Assim, as guias possíveis seriam:

1) Guia gratuito, suportado por dentes

2) Guia livre, suportada por dentes e tecidos

3) Guia gratuito com suporte de tecido

4) Acesso, guia com suporte dentário

5) Guia de acesso, dente e tecido suportado

6) Acesso, guia com suporte de tecido

7) Guia de precisão, apoiada nos dentes

8) Guia de precisão, com suporte para dentes e tecidos

9) Guia de precisão, com suporte de tecido

10)Precisão, suporte de tecido com guia de fixação acessório[78]

REQUISITOS DE UM MODELO CIRÚRGICO

1. O modelo deve permitir ao médico colocar o implante na posição ideal de acordo com os eixos x, y e z (ou seja, dimensões vestibulolingual, mesiodistal e apicocoronal).

2. O modelo deve ser estável e rígido quando colocado na posição correta. Não deve existir qualquer "balanço" ou assentamento incompleto do modelo.

3. Se a arcada a ser tratada tiver dentes naturais remanescentes, a férula deve abranger o maior número possível de dentes para estabilizar a férula na posição. Quando não existem dentes remanescentes, a férula deve estender-se a regiões de tecidos moles não reflectidos (ou seja, o palato e as tuberosidades na maxila ou as almofadas retromolares na mandíbula) para férulas suportadas por tecidos.

4. O acesso para irrigação tem de estar presente porque a perfuração da osteotomia sem irrigação resultará no sobreaquecimento do osso (necrose) e na falta de integração do implante. O diâmetro do tubo guia cirúrgico é aproximadamente 0,2 mm maior, pelo que é difícil obter uma irrigação adequada.

5. A férula deve poder ser esterilizada para garantir a assepsia cirúrgica. Os gabaritos devem poder ser desinfectados com glutaraldeído a 3,2% e imersos em clorexidina a 0,12% durante a cirurgia.[71]

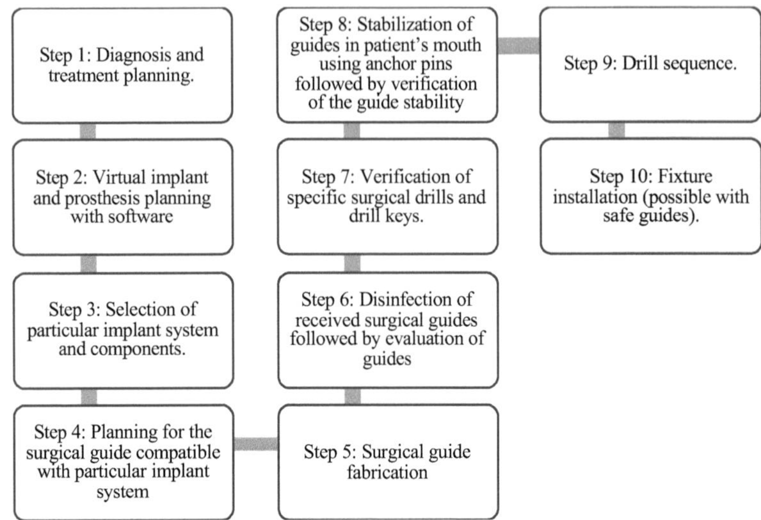

Etapa 4: Planeamento da guia cirúrgica compatível com um sistema de implantes específico.

Etapa 4a: Se mais de 3 dentes - dente suportado, se menos de 3 dentes - mucosa ou guia cirúrgico suportado por osso.

Etapa 4b: Seleção de âncoras (dependendo do local, número de implantes, angulação, limitação anatómica)

Etapa 6: Desinfeção das guias cirúrgicas recebidas, seguida de avaliação das guias.

Etapa 6a: Para dentes suportados - avaliar no molde e na boca do doente.

Etapa 6b: Para uma guia apoiada na mucosa - avaliar no molde e na boca do doente; para uma guia apoiada na mucosa, recomenda-se a realização de um índice cirúrgico para estabilizar a

guia durante a fixação.

Etapa 6c: Para osso suportado - avaliar no modelo ósseo digital.[61]

AVALIAÇÃO RADIOGRÁFICA

Uma avaliação radiográfica exaustiva e precisa é crucial e um dos aspectos mais importantes do planeamento do tratamento com implantes dentários. No passado, foram utilizadas várias técnicas de imagiologia para avaliar a qualidade, quantidade e localização das estruturas anatómicas do osso em relação aos locais propostos para os implantes. Tradicionalmente, os clínicos de implantes têm-se baseado em modalidades radiográficas convencionais bidimensionais (2D) na implantologia dentária, que apresentam deficiências inerentes. No entanto, com o advento da tomografia computorizada (TC) e da tomografia computorizada de feixe cónico (CBCT), o implantodontista passou a ter ao seu dispor uma nova era em todas as fases do levantamento de imagens radiográficas de pacientes com implantes.

Imagiologia pré-cirúrgica

O objetivo da avaliação radiográfica pré-cirúrgica é avaliar a qualidade e quantidade de osso disponível, a angulação do osso e a seleção de potenciais locais de implante, bem como verificar a ausência de patologia. Com a utilização popular da TCFC, a fase pré-cirúrgica tornou-se mais fácil de utilizar e permite uma avaliação abrangente do doente. Em comparação com a TCFC, os outros tipos de modalidades radiográficas (por exemplo, panorâmica, periapical, cefalométrica, tomografia convencional) têm vantagens e desvantagens inerentes e demonstraram apresentar resultados falso-negativos e falso-positivos. O objetivo ideal desta fase do tratamento é desenvolver e implementar um plano de tratamento para o paciente que permita a restauração da função e da estética do paciente através da colocação precisa e estratégica de implantes dentários.

Types of Imaging Modalities

- Periapical
- Panoramic
- Occlusal
- Cephalometric
- Medical computerized technology
- Cone beam computerized technology
- Magnetic resonance imaging

As necessidades funcionais e estéticas do doente podem ser transformadas fisicamente num modelo de diagnóstico 3D que permite à equipa de implantologia identificar os locais específicos da futura cirurgia de implantes nos exames imagiológicos. Um plano de tratamento 3D identifica idealmente, em cada local de implante prospetivo, a quantidade de largura óssea, a posição e orientação ideais de cada implante, o seu comprimento e diâmetro ideais, a presença e quantidade de osso cortical na crista, o grau de mineralização do osso trabecular e a posição ou relação de estruturas críticas com os locais de implante propostos. Por conseguinte, as modalidades de escolha para o planeamento pré-cirúrgico do tratamento com implantes utilizam mais frequentemente a TCFC, que fornece informações 3D de alta resolução e dimensionalmente precisas sobre o doente nos locais de implante propostos.

Modalidades radiográficas utilizadas em Implantologia Oral

Radiografia periapical

VANTAGENS	DESVANTAGENS
<ul><li>alta resolução</li><li>baixa radiação</li><li>conveniência</li><li>modificação de imagens através de software digital</li></ul>	<ul><li>Distorção de imagem</li><li>Modalidade radiográfica bidimensional</li><li>Má identificação das estruturas vitais</li></ul>

Radiografia panorâmica

VANTAGENS	DESVANTAGENS
• Conveniência, rapidez e facilidade na avaliação da anatomia macroscópica dos maxilares.	• Ampliação/Distorção • Modalidade radiográfica bidimensional • Má identificação das estruturas vitais

Imagem por Ressonância Magnética

A ressonância magnética (RM) é uma técnica de imagiologia transversal que produz imagens de cortes finos de tecido com uma excelente resolução espacial. A RM permite uma flexibilidade total no posicionamento e angulação das secções de imagem e pode reproduzir vários cortes em simultâneo. As imagens de RM digital são caracterizadas por voxels, com uma resolução no plano medida em pixéis e milímetros, e uma espessura de secção medida em milímetros (2-3 mm) para aquisições de imagens de alta resolução. A RM demonstrou ser menos propensa a artefactos de restaurações dentárias, próteses e implantes dentários do que os exames de TC ou CBCT. Tal como a TC, a RM é uma técnica quantitativamente precisa com secções tomográficas exactas e sem distorção. As estruturas vitais são facilmente visualizadas, como o canal alveolar inferior e o seio maxilar. Nos casos em que o canal alveolar inferior não pode ser diferenciado por tomografia convencional ou TC, a RM seria uma alternativa viável, pois o osso trabecular é facilmente diferenciado com o canal alveolar inferior. Estudos demonstraram que a exatidão geométrica do nervo mandibular com a RM é comparável à da TC e é um método preciso de método de imagiologia para o planeamento do tratamento de implantes dentários. A RM pode ser utilizada na imagiologia de implantes como técnica de imagiologia secundária quando as técnicas de imagiologia primárias, como a tomografia complexa ou a CBCT, falham. A RM visualiza a gordura no osso trabecular e diferencia o canal alveolar inferior e o feixe neurovascular do osso trabecular adjacente. Os recentes avanços na RM permitiram uma maior resolução de imagem, semelhante à resolução produzida em exames de CBCT, com tamanhos de voxel de 300 a 400 µm3. Para além

disso, a tecnologia permitiu tempos de aquisição de imagem mais curtos, de apenas 3 a 4 minutos. No entanto, a RM não é útil para caraterizar a mineralização óssea ou como uma técnica de alto rendimento para identificar doenças ósseas ou dentárias. Além disso, não existem programas de reformatação disponíveis comercialmente para serem usados como pontos de referência.[71]

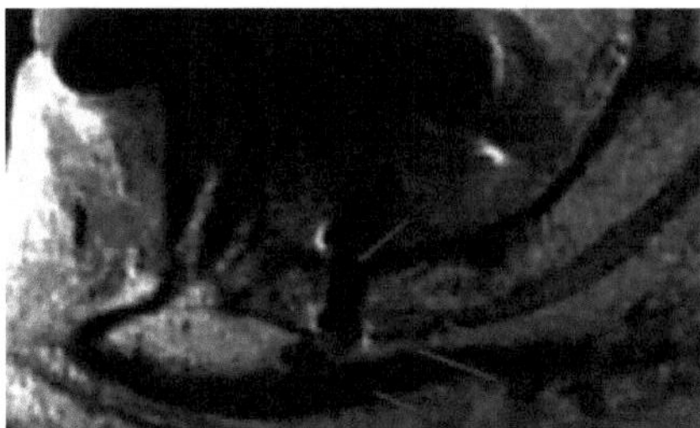

Imagens de ressonância magnética adquiridas - Vista sagital para avaliação tridimensional do osso após a colocação do implante, com visualização do implante localizado no canal alveolar inferior. (*De Wanner L, et al. Imagens de ressonância magnética - uma ferramenta de diagnóstico para avaliação pós-operatória de implantes dentários: um relato de caso. Oral Surg Oral Med Oral Pathol Oral Radiol.2018;125:e103-e107.*)

Tomografia de feixe cónico (CBCT)

Com o advento da tomografia computorizada de feixe cónico, foram ultrapassadas muitas das desvantagens das radiografias 2D e dos scanners de TC médicos convencionais. As imagens de CBCT tornaram-se o padrão de excelência para o planeamento do tratamento com implantes dentários. As imagens de CBCT são o resultado dos dados recolhidos por vários detectores e câmaras de ionização na unidade de CBCT. Os dados recolhidos pelos detectores correspondem a um composto das caraterísticas de absorção dos tecidos e estruturas fotografados. Esta informação é transformada em imagens (dados em bruto) que são reformatadas num volume voxel (digital) para avaliação e análise.

VANTAGENS:

- Conveniência para o médico e o doente - instalação e utilização "no consultório
- velocidade de digitalização (<5 segundos) e integração de programas de software interactivos
- Baixas doses de radiação

Um dos avanços mais significativos na tecnologia de tomografia computorizada de feixe cónico (CBCT) é a tomografia computorizada interactiva (ICT). A ICT descreve uma técnica que foi desenvolvida para colmatar a lacuna entre o levantamento radiográfico de CBCT e a colocação cirúrgica de implantes ou enxertos ósseos. Com esta tecnologia, o computador do clínico de implantes transforma-se numa estação de trabalho de diagnóstico radiológico com ferramentas ilimitadas
para medir o comprimento e a largura do alvéolo, determinar a qualidade do osso, avaliar as estruturas vitais, diagnosticar patologias, colocar implantes de tipo e tamanho específico e avaliar e planear previamente a prótese final. Ao visualizar os

dados através do software interativo, podem ser obtidas várias vistas que incluem axial, transversal, panorâmica, sagital, coronal e tridimensional (3D).

Uma caraterística importante das TIC é que o médico implantologista pode realizar cirurgia eletrónica (ES) selecionando e colocando implantes de vários tamanhos em áreas anatómicas específicas. Os implantes electrónicos podem ser colocados em posições e orientações arbitrárias relativamente uns aos outros, ao alvéolo, às estruturas anatómicas vitais e à prótese final. A ES e as TIC permitem o desenvolvimento de um plano de tratamento 3D. Com o número e o tamanho dos implantes determinados com precisão, juntamente com a densidade do osso nos locais propostos para os implantes, o implantologista pode determinar as especificações exactas dos implantes ou do enxerto ósseo necessário antes da cirurgia.[71]

Avaliação e determinação da posição ideal do implante antes da obtenção de uma TCFC

A localização ideal da posição final do dente ou da prótese deve ser determinada para correlacionar o posicionamento do implante em relação ao osso disponível. Sem uma localização protética conhecida, o implante pode ser colocado cirurgicamente numa posição incorrecta, levando a problemas biomecânicos e complicações futuras. Existem vários métodos de visualização radiográfica para determinar a localização ideal dos implantes planeados em duas categorias: Modelos radiográficos e Restaurações virtuais.[71]

Fabrico de um modelo radiográfico (modelo de digitalização)

Um modelo radiopaco descreve uma prótese que é fabricada para ser usada durante o exame de CBCT e que relaciona a posição ideal da prótese em relação ao osso. Os modelos radiopacos são normalmente fabricados através do processo de diagnóstico do posicionamento dos dentes através de enceramento de diagnóstico, disposição dos dentes da prótese ou duplicação da prótese existente. Esta informação é depois transferida para o modelo e utilizada no levantamento radiográfico (ou seja, o doente usa o modelo radiopaco durante o levantamento CBCT). Em alguns casos, a férula radiopaca pode ser transformada numa férula de colocação cirúrgica para utilização durante a colocação do implante. [71]

Material radiopaco

Deve ser utilizado um material radiopaco para correlacionar a posição do dente e do tecido em relação ao osso disponível e às estruturas vitais. O material mais comum utilizado atualmente em implantologia dentária é o sulfato de bário ($BaSO4$). Este material é ideal para a imagiologia maxilofacial porque pode representar com precisão os contornos existentes dos dentes ou dos tecidos moles sem artefactos de dispersão. Várias técnicas para incorporar o BaSO4 na matriz radiográfica incluem:

(1) preenchimento da área edêntula com BaSO4,

(2) pintar os aspetos exteriores das superfícies vestibular e lingual do modelo,

(3) utilização de dentes pré-formados de BaSO4.

Ao utilizar BaSO4, deve ter-se o cuidado de não utilizar uma concentração demasiado elevada de BaSO4, pois pode causar uma dispersão excessiva na leitura.

Outros materiais radiopacos que têm sido utilizados incluem a guta percha, amálgama, folha de chumbo e mangas metálicas. No entanto, estes materiais são úteis para delinear a posição da posição final do dente, mas dão pouca informação relativamente aos contornos da restauração.

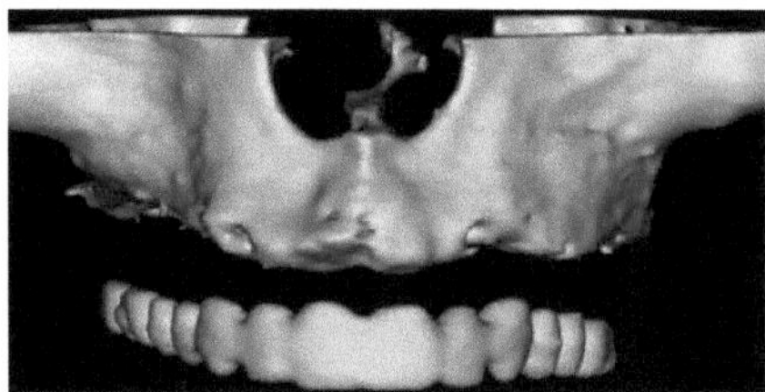

Modelo radiopaco feito a partir de um wax-up de diagnóstico com a posição correta do dente e a dimensão vertical.

A prótese radiopaca pode ser fabricada através de várias técnicas:

1. ***Transparente formado a vácuo:*** Um dos métodos mais simples para fabricar uma férula radiopaca. Após o fabrico de um wax-up de diagnóstico, é feito um duplicado do molde de estudo. É criada uma matriz transparente formada por vácuo. Com a utilização de BaSO4, o material é adicionado ao local edêntulo

e deixa-se curar. O paciente usa então a prótese durante o processo de digitalização.

2. ***Duplicação da prótese****:* Se a prótese atual do paciente não necessitar de qualquer modificação devido à estética ou à função, a prótese é duplicada através de um duplicador de próteses. O paciente usa a matriz radiopaca totalmente edêntula durante o processo de digitalização. Outra opção seria fazer uma matriz transparente em forma de vácuo sobre a prótese existente. A matriz é cortada e o sulfato de bário é pintado sobre as superfícies vestibulares da matriz. O doente usa a prótese (com a matriz) durante o exame de CBCT. Assim que o exame é obtido, a matriz é removida.

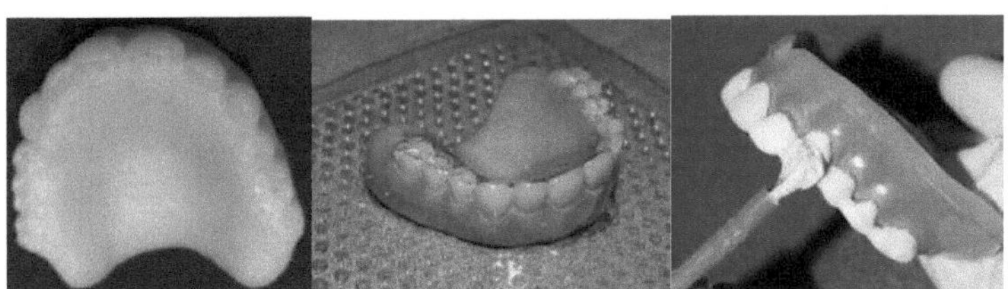

(A) Prótese completa de sulfato de bário (ou seja, aparelho de digitalização), que é usada pelo paciente para a digitalização CBCT. (B) Fabricar o modelo de termoformagem sobre a prótese existente. (C) Pintar os contornos vestibulares e linguais.

3. ***Dentes virtuais:*** O clínico pode projetar os dentes de substituição através do programa informático especializado sem o fabrico de um modelo radiopaco. Esta ferramenta especializada pode ser utilizada para a substituição de um único dente e em espaços edêntulos curtos. No entanto, é necessário ter cuidado porque a utilização desta modalidade deve ser limitada a casos ideais em que não são necessárias alterações maxilomandibulares[71]

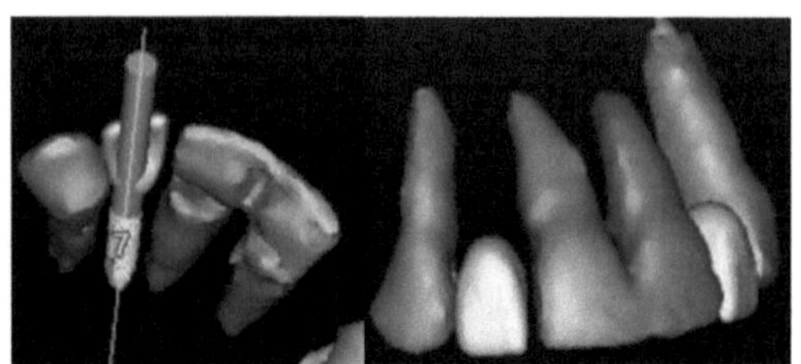

O dente virtual nº 7 foi colocado na posição ideal.

Técnicas de gabarito sem aba

1. ***Técnica de arco completo sem retalho (digitalização única):*** O sulfato de bário é utilizado para identificar os dentes a partir do enceramento de diagnóstico numa solução de BaSO4 a 20%. Se for necessário efetuar um modelo de tecido mole (cirurgia sem retalho), os dentes são idealmente identificados com uma solução de BaSO4 a 20%, e a base (tecido mole) utiliza uma mistura de 10%. Isto permite a diferenciação dos dentes do tecido mole. Uma mistura deficiente resultará numa mistura não homogénea que apresenta áreas de elevada radiolucência.

2. ***Técnica de arcada completa sem retalho (digitalização dupla):*** As desvantagens das técnicas cirúrgicas geradas por CBCT de varrimento único estão associadas a um aumento dos custos, a um maior consumo de tempo e a um processo sensível à técnica. Para combater estas desvantagens, foi introduzida na profissão uma nova técnica de digitalização, designada por *técnica de* digitalização *dupla*, para procedimentos sem retalho em pacientes totalmente edêntulos. Esta técnica de digitalização permite a obtenção de dados de digitalização rápidos, fáceis e precisos a um custo significativamente reduzido.

A técnica de digitalização dupla utiliza duas digitalizações para obter os dados para fabricar um modelo de suporte de tecido totalmente guiado.

Primeiro exame: é obtido com a prótese atual do doente com marcadores radiopacos adicionados juntamente com um registo de mordida (relação cêntrica). Idealmente, as especificações do exame devem incluir uma matriz de 512 x 512, uma espessura inferior a 1,0 mm, um algoritmo informático de reconstrução de alta resolução e a exportação em formato DICOM.

Segundo exame: A prótese é removida da boca do doente e o segundo exame é obtido apenas com a prótese atual com marcadores radiopacos adicionados. colocada num suporte (ligado ao suporte do queixo) que permite que a prótese seja posicionada paralelamente ao chão. A prótese deve ser colocada relativamente na mesma posição do primeiro exame.

Fusão dos dois conjuntos de dados: Após a obtenção dos exames, os dados em bruto (conjuntos de dados Digital Imaging and Communications in Medicine [DICOM]) são reformatados com qualquer um dos programas de software de terceiros atualmente disponíveis. Os ficheiros do conjunto de dados CBCT são fundidos através do alinhamento dos marcadores radiopacos, de modo a que a prótese seja visível sobre a anatomia óssea disponível, permitindo assim que o modelo radiográfico e a anatomia do doente sejam visualizados em conjunto ou separadamente. O planeamento virtual é então concluído no modelo ósseo e/ou protético, o que permite o fabrico do plano de tratamento final e da férula cirúrgica. 71

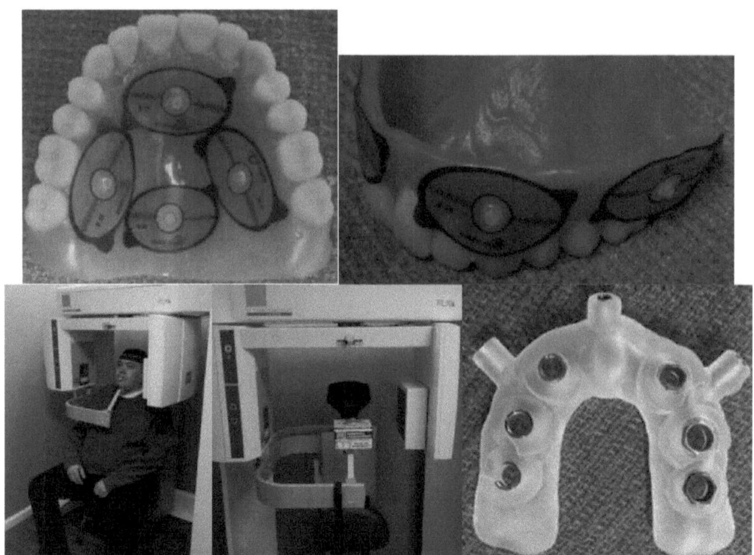

Exame duplo. (A) Os marcadores são colocados no palato (marcadores SureMark).
(B) Marcadores colocados nos flanges direito e esquerdo. (C) Tomografia
computorizada de feixe cónico (CBCT) adquirida com o paciente a usar a prótese
existente + marcadores. (D) Tomografia computorizada de feixe cónico adquirida com
a prótese existente + marcadores. (E) Modelo cirúrgico final de CBCT fabricado.

Obtenção de uma tomografia computorizada de feixe cónico

O segundo passo na técnica de planeamento de tratamento interativo é a obtenção de
um exame de TCFC. Na maioria das unidades de CBCT, existem dois componentes
de produção de CBCT:

configuração da aquisição e deteção de imagens

1. *Configuração da aquisição:* O primeiro passo no processo de TCFC é a aquisição
dos dados através da fonte de raios X. Na maioria das unidades, um exame parcial ou
rotativo tem origem na fonte de raios X, enquanto um detetor de área recíproca se
desloca em torno da área de interesse através de um fulcro fixo. Durante esta rotação,

cada feixe de raios X da imagem de projeção é captado pelo detetor. As dimensões da aquisição de dados dependem do campo de visão (FOV), que é ditado pelo tamanho e forma inerentes do detetor. A maioria das máquinas de imagiologia CBCT utiliza um varrimento em arco circular completo de 360 graus para adquirir os dados.

2. *Deteção de imagens:* As actuais unidades de CBCT têm dois tipos de detectores de imagem: *um tubo intensificador de imagem/dispositivo de acoplamento de carga* ou *um gerador de imagens de painel plano.* A resolução das imagens é determinada principalmente pela dimensão do voxel (elementos de volume individuais) especificada na unidade de CBCT. A dimensão do voxel depende do tamanho do pixel do detetor e é apresentada em submilímetros (intervalo de 0,07 a 0,04 mm). A resolução do voxel nas unidades de CBCT é isotrópica ou igual nas dimensões x, y e z.4

Para o planeamento interativo do tratamento, é imperativo reduzir os artefactos e aumentar a resolução e a precisão do exame. Por conseguinte, para maximizar a precisão, deve seguir-se o seguinte:

- Utilize o FOV mais pequeno que abranja a área de interesse. Os FOV são normalmente classificados como pequenos, médios ou grandes.

- Os doentes devem usar um molde radiopaco quando indicado. Se houver uma falta de retenção da prótese radiográfica, o doente deve usar a prótese com adesivo de prótese para garantir a estabilidade. A prótese também pode ser revestida com um condicionador de tecidos ou material de revestimento macio para melhorar a retenção. Qualquer movimento ou assentamento inadequado resultará em erros, levando a uma posição incorrecta do implante.

- Separar sempre as arcadas (i.e., rolo de algodão), para que os contornos ideais dos dentes possam ser verificados e a maxila e a mandíbula possam ser diferenciadas no processo de reformatação

Obter conjunto de dados

Os dados gerados a partir do exame CBCT incluem múltiplos cortes com espessura variável (ou seja, 1 a 5 mm), o que depende do tipo de scanner. O número de fotogramas de projeção individuais pode ir de 100 a mais de 600, cada um com mais de um milhão de pixéis, contendo cada pixel 12 a 16 bits de dados por pixel. Todas as imagens são armazenadas num ficheiro denominado *conjunto de dados*. Para criar o conjunto de dados volumétricos, o computador de aquisição reconstruirá os dados num formato que permita a transferência para outros computadores para avaliação e manipulação da informação.

Idealmente, o conjunto de dados deve ser guardado no formato Digital Imaging and Communication in Medicine (DICOM). Este formato foi desenvolvido para criar um sistema generalizado de aquisição, armazenamento e visualização de imagens digitais em radiografia médica. Se o conjunto de dados for guardado num formato ".dcm", os dados são facilmente transferidos para os vários programas de software de CBCT disponíveis para avaliação de dados

Integrar o conjunto de dados num software especializado

A maior parte do software de planeamento de tratamento tem o seu próprio protocolo específico; no entanto, todos são compatíveis com ficheiros DICOM. Estes ficheiros podem ser gerados e descarregados diretamente do scanner. Se o conjunto de dados for guardado num formato de "visualizador", na maioria dos casos os dados não poderão ser extraídos para efeitos de reformação noutros programas de software de terceiros.

Reconstrução (Manipulação de dados para formular um plano de tratamento)

Com a utilização de programas de software gerados por CBCT (por exemplo, Sim-Plant, Co-Diagnostix), a relação anatómica pode ser determinada de forma previsível antes da cirurgia para fins de planeamento de tratamento ideal. Após a integração bem sucedida do conjunto de dados no programa de software, existem vários métodos diferentes para avaliar as imagens.

Determinação da curva panorâmica: A janela de visualização inicial da maioria dos programas de software de CBCT consistirá em qualquer uma das seguintes imagens: vistas axiais, coronais, sagitais, panorâmicas e transversais, juntamente com representações 3D. Em muitos programas, está presente um spline que permite ao médico representar a área ou a profundidade da imagem numa orientação bucal-lingual. Estes cortes sagitais permitem que as estruturas anatómicas sejam vistas claramente (por exemplo, o canal mandibular [MC]). O médico pode então percorrer as várias imagens de secção transversal que podem ajudar na visualização das dimensões do osso (vestibular a lingual).

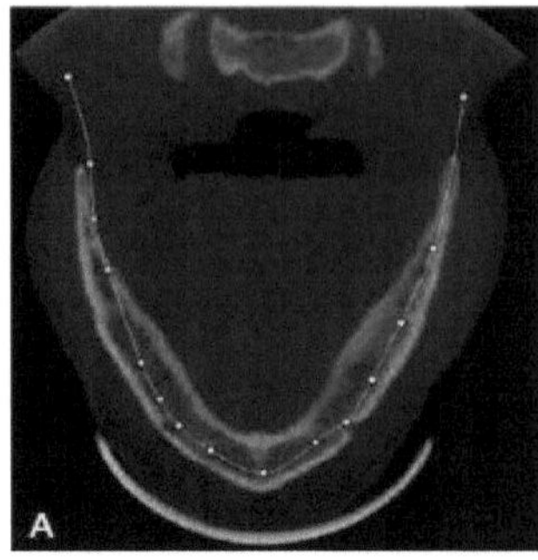

Curva panorâmica delineada numa imagem axial.

Identificação do canal mandibular: A identificação do MC é efectuada manualmente e estimada em vários pontos finais que fazem referência cruzada em todos os tipos de imagens disponíveis do conjunto de dados. A identificação exacta do MC é crucial para o planeamento do tratamento pré-operatório para a colocação de implantes na parte posterior da mandíbula. Uma vez que a quantidade de altura óssea disponível entre o rebordo alveolar e o MC determina o posicionamento e o tamanho do implante dentário, quaisquer imprecisões podem levar a um aumento da morbilidade. Estudos demonstraram que a visibilidade do MC diminui em direção ao forame mental. Esta falta de fiabilidade da visualização do MC perto do forame mental deve-se à ausência de paredes definidas na porção anterior do canal. Mesmo com a grande variação das imagens de TCFC, a identificação dessa estrutura é diretamente proporcional à densidade do osso e à espessura da cortical óssea que envolve o CM.

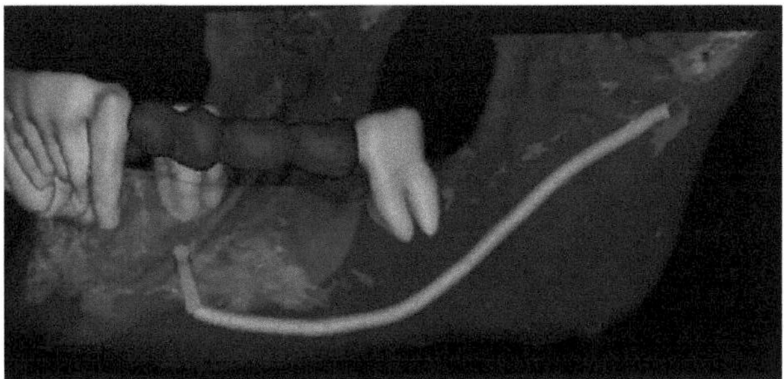

O canal é marcado anteriormente até que a marcação MC se conecte com o canal mental.

Avaliação da densidade óssea: A determinação dos valores de densidade óssea permite a modificação dos protocolos cirúrgicos (protocolo de perfuração, binário de inserção, determinação do tamanho do implante, número de implantes) e protéticos (tempo de cicatrização, carga óssea progressiva). A densidade óssea é uma medição relativa em unidades de CBCT porque se baseia em muitos factores, incluindo valores de cinzento, calibração e definições da máquina e interpretação do software, ao passo que em scanners de TC de nível médico, está diretamente relacionada com as unidades Hounsfield

Relação da densidade óssea com os números de Hounsfield
D1: >1250
D2: 850-1250
D3: 350-850
D4: 0-350

Colocação virtual de implantes: O software digital permitirá ao utilizador colocar um "implante virtual" na posição proposta de acordo com factores anatómicos. Pode ser efectuada uma análise do posicionamento ideal e as modificações são facilmente efectuadas. A maioria dos programas de software tem bibliotecas de implantes que consistem em vários tipos de implantes e permitem a determinação das dimensões exactas do implante (ou seja, o diâmetro, o comprimento e o tamanho da rosca). A posição do implante pode ser avaliada e ajustada em conformidade com a anatomia óssea, o tipo de prótese e a localização de estruturas vitais

Zona de segurança

A maioria dos programas de software contém funcionalidades de zona de segurança que impedem a colocação de implantes demasiado perto de uma estrutura vital (ou seja, implante em aproximação ao MC). Normalmente, será predefinida uma zona de segurança de 2 mm no programa que evitará a colocação de implantes demasiado perto do MC.

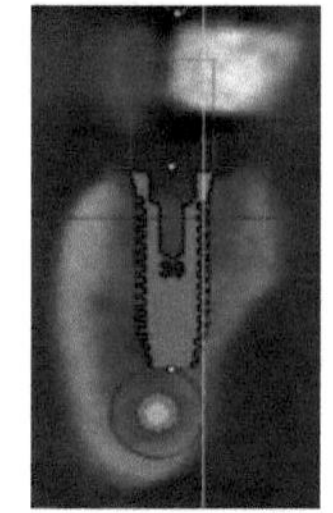

Simulação de enxertos ósseos

Quando estão presentes casos avançados de reabsorção do rebordo, pode ser necessário abordar e avaliar defeitos de enxerto ósseo. Os procedimentos de enxerto ósseo (por exemplo, sinusite e aumento) podem ser simulados e concluídos através dos programas de software interactivos. Com alguns programas de software, o volume real de enxerto ósseo pode ser determinado. [71]

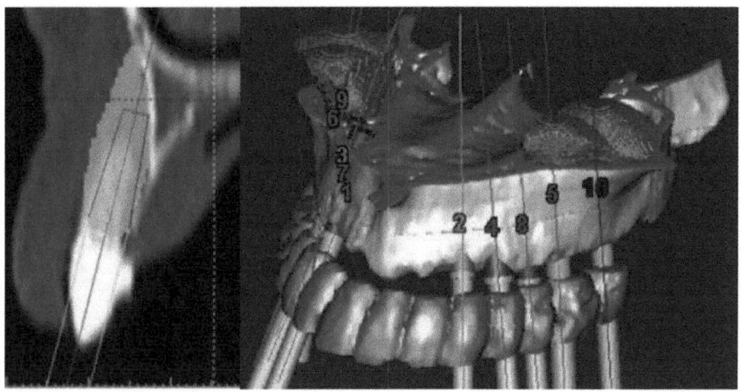

Simulação de enxerto ósseo. (A) Enxerto de osso bucal necessário. (B) Simulação de enxerto de seio maxilar

Plano de tratamento para colocação cirúrgica

A profissão de implantologia registou uma grande mudança e procura da colocação tradicional de implantes à mão livre para a intervenção cirúrgica guiada por computador. Isto pode ser conseguido facilitando a tradução exacta do plano de tratamento interativo para a realidade com a utilização de guias cirúrgicos (modelos). As ferramentas de software de planeamento de tratamento de implantes interactivos tridimensionais assistidos por computador facilitaram um método clínico exato e preciso para garantir a colocação correta. Este processo de transferência computorizada pode ser realizado através da utilização de guias de perfuração estereolitográficas fabricadas ou de navegação direta. A utilização de modelos cirúrgicos demonstrou ser um método fiável e comprovado para transferir o plano cirúrgico para o campo cirúrgico através de modelos de perfuração guiados. [71]

MÉTODO DE FABRICO

Estão disponíveis vários métodos de fabrico da férula cirúrgica. Os requisitos são mais relevantes do que as opções de fabrico.

1. O modelo deve ser estável e rígido quando estiver na posição correta.

2. Se a arcada que está a ser tratada tiver dentes remanescentes, a férula deve encaixar sobre ou à volta de dentes suficientes para a estabilizar na posição (Figura 13-10).

3. Quando não existirem dentes remanescentes, a férula deve estender-se a regiões de tecidos moles não reflectidas (isto é, o palato e as tuberosidades na maxila ou as almofadas retromolares na mandíbula). Desta forma, a férula pode ser utilizada depois de os tecidos moles terem sido reflectidos a partir do local do implante.[79]

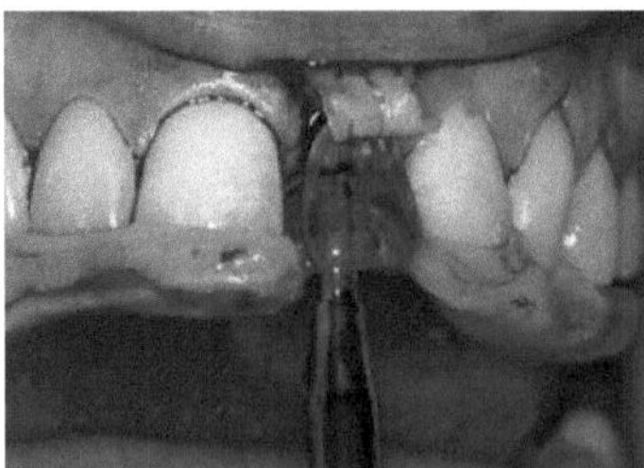

Um modelo para um paciente parcialmente edêntulo deve envolver os dentes para estabilização e fixação durante a cirurgia. Os modelos para as regiões anteriores da boca devem indicar o contorno facial da restauração.

Outros requisitos ideais para a férula cirúrgica incluem o tamanho, a assepsia cirúrgica, a transparência e a capacidade de rever a férula conforme indicado. A férula não deve ser volumosa, difícil de inserir ou obscurecer os pontos de referência cirúrgicos circundantes. A férula cirúrgica não deve contaminar o campo cirúrgico durante os enxertos ósseos ou a colocação de implantes; deve também ser transparente e permitir um acesso fácil para o cirurgião e o assistente. Recomenda-se que se tenha em consideração o lado da arcada que está a ser tratado, o local onde o cirurgião e o assistente estarão sentados e se o cirurgião é destro ou canhoto. Desta forma, a crista óssea e as brocas podem ser mais facilmente visualizadas quando a férula está colocada, e o assistente pode posicionar a irrigação sem bloquear a visão cirúrgica.

O dentista deve determinar a angulação ideal para a inserção do implante no enceramento de diagnóstico, e o modelo deve relacionar esta posição durante a cirurgia. Isto requer pelo menos dois pontos de referência para cada implante. Para esse efeito, a guia cirúrgica deve ser elevada acima do osso edêntulo. A distância entre dois pontos localizados respetivamente na superfície oclusal (fossa central ou bordo incisal) da coroa do pilar planeado e a crista do rebordo representa cerca de 8 mm. Como resultado, estes dois pontos de referência podem ser unidos por uma linha que representa o trajeto de inserção ideal do implante. A angulação ideal é perpendicular ao plano oclusal e paralela ao pilar mais anterior (natural ou implante) ligado ao implante.

A férula cirúrgica deve estar relacionada com o contorno facial ideal. Muitos rebordos edêntulos perderam osso facial e a férula pode ajudar a determinar a quantidade de aumento necessária para a colocação de implantes ou suporte dos lábios e da face. A férula cirúrgica pode ser utilizada para um enxerto ósseo e, mais tarde, a mesma férula pode ser utilizada para a inserção de implantes e, novamente, para a descolagem de implantes. Um modelo de estudo facilita a esterilização e a utilização para vários procedimentos.[79]

I. MODELO RADIOGRÁFICO CIRÚRGICO CONVENCIONAL PERSONALIZADO

A férula radiográfica é a chave para o sucesso, uma vez que permite a transferência da configuração protética pré-determinada para o planeamento real do implante. Na férula cirúrgica que utiliza um método radiográfico convencional, um exame radiográfico minucioso e um diagnóstico correto da arquitetura óssea são pré-requisitos fundamentais.[24] A radiografia panorâmica continua a ser o padrão para o planeamento de implantes. No entanto, a medição exacta da arquitetura óssea é impossível, porque têm um fator de ampliação que nem sempre é uniforme. Por conseguinte, uma melhor avaliação das dimensões ósseas nas radiografias panorâmicas é efectuada através da determinação do fator de ampliação

fator (Mupparapu e Singer 2004).[25]

A radiografia panorâmica dentária convencional e a radiografia em película simples são normalmente efectuadas com o paciente a usar uma férula radiográfica com esferas ou hastes metálicas integradas, casquilhos e postes-guia na posição do enceramento. Com base no fator de ampliação e nas dimensões conhecidas do metal, são planeadas a profundidade e as dimensões dos implantes.[24, 25, 43] O planeamento da colocação dos implantes é orientado pela qualidade e quantidade de osso, bem como pela posição dos dentes para fins estéticos e fonéticos.[44]

Para a construção de uma guia cirúrgica, a modificação da guia radiográfica é frequentemente possível se for utilizado um wax-up ideal dos dentes como modelo para a guia radiográfica. A posição ideal dos dentes já está presente, e o alargamento do orifício de acesso e da abertura vestibular ou lingual é facilmente conseguido. Quando o eixo longo dos dentes é visível e pode ser mantido, após verificação da disponibilidade óssea, então o alargamento do canal do eixo longo garante uma orientação exacta do implante.[26]

Processo de fabrico na arcada dentária

Foram registados na literatura vários tipos de guias cirúrgicos. Algumas são concebidas para a colocação de um único implante, enquanto outros relatórios apresentam desenhos para próteses parciais fixas sobre implantes, múltiplos implantes únicos e sobredentaduras retidas por implantes. Algumas das técnicas mais utilizadas são aqui brevemente mencionadas.

Os moldes de diagnóstico das arcadas dentárias são feitos a partir de impressões irreversíveis de hidrocolóide. É efectuado um enceramento de diagnóstico da FPD proposta, no caso de uma FPD suportada por implantes. É efectuada uma impressão de silicone do molde com a FPD encerada como molde. Uma resina acrílica transparente, quimicamente activada, é vertida no espaço do molde e curada. Os orifícios de acesso são efectuados de acordo com as informações obtidas a partir do modelo de gesso para a perfuração cirúrgica inicial. Os casquilhos-guia de aço inoxidável de comprimento uniforme são cortados e colocados nos orifícios de acesso e curados.[80,81]

Um método fácil de fabricar uma guia cirúrgica consiste em utilizar uma modificação da tala transparente de Preston para o diagnóstico dos contornos dos dentes, da posição dos dentes e da forma oclusal.[57] O enceramento de diagnóstico é concluído para pré-visualizar o tamanho, a posição, o contorno e a oclusão dos dentes nas regiões desdentadas onde os implantes serão inseridos. Não se efectua qualquer retificação selectiva ou modificação em dentes que não tenham sido alterados antes da cirurgia; caso contrário, a férula não encaixará corretamente na boca. É efectuada uma impressão hidrocolóide irreversível da arcada completa a partir do wax-up de diagnóstico e vertida em gesso dentário. No molde duplicado dos dentes encerados, uma concha acrílica a vácuo (0,060 a 0,080 polegadas) é pressionada e aparada para se ajustar aos dentes e aos contornos gengivais do aspeto vestibular do rebordo. Se não restarem dentes naturais, a porção posterior da matriz deve ser mantida e cobrir as almofadas retromolares ou tuberosidades e o palato para ajudar no posicionamento.

A superfície oclusal é aparada sobre os locais de implante ideais e opcionais, mantendo o ângulo da linha facial e facio-oclusal da férula cirúrgica. De seguida, é desenhada uma linha preta na férula com um marcador para indicar o centro de cada implante e a angulação pretendida. Isto proporciona a máxima liberdade para a colocação de implantes, mas comunica a posição e a angulação ideais do dente durante a cirurgia.

Um gabarito de guia cirúrgico com orifícios de 2 mm através da superfície oclusal de um dente de dentadura é demasiado limitativo para o cirurgião, embora identifique com precisão a colocação ideal do implante. Enquanto a férula está em posição, a crista do rebordo edêntulo deve ser visível para evitar a remoção do osso da tábua facial durante a osteotomia.[79]

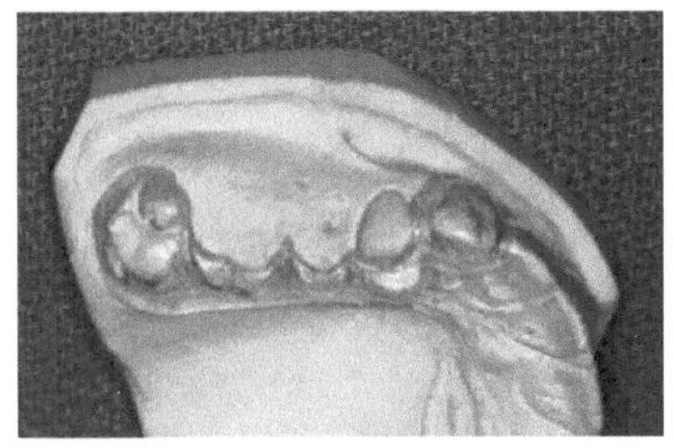

É feita uma forma de prensagem sobre um molde duplicado que substitui os dentes em falta. O molde é recortado nos locais edêntulos para indicar a posição dos dentes e o contorno lingual nas regiões posteriores e o contorno facial na região anterior. Os dentes adjacentes são usados para estabilizar a férula, e as regiões de tecido mole são evitadas. [79]

Processo de fabrico em arcada edêntula

Na arcada edêntula, a forma de vácuo pode ser fabricada a partir da prótese removível existente, se estiver dentro das diretrizes aceites. Pode então ser adicionado um revestimento de tecido mole nas regiões da tuberosidade ou da almofada retromolar e noutras áreas de tecido mole não envolvidas na cirurgia. A resina acrílica é então adicionada sobre a porção oclusal do modelo onde não estão planeados implantes. O paciente oclui então para este índice depois de usar vaselina sobre os dentes opostos. Desta forma, a férula pode ser corretamente posicionada sobre a crista edêntula durante a cirurgia, assim que o tecido for refletido. Caso contrário, é provável que a posição da férula seja demasiado afastada para a face ou para um dos lados

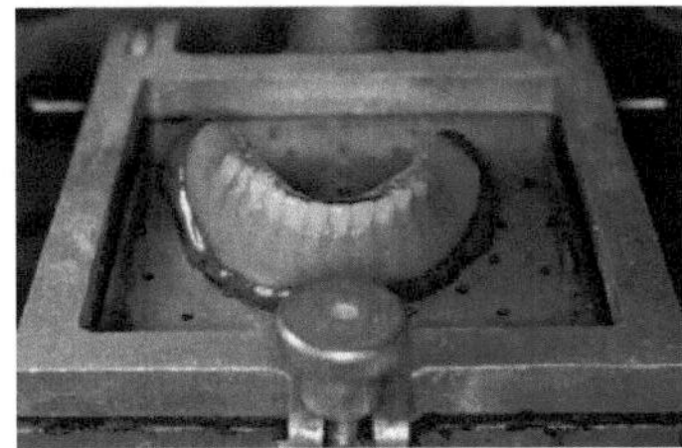

O modelo desdentado completo pode ser fabricado a partir de uma forma de prensa ou vácuo sobre a prótese do paciente

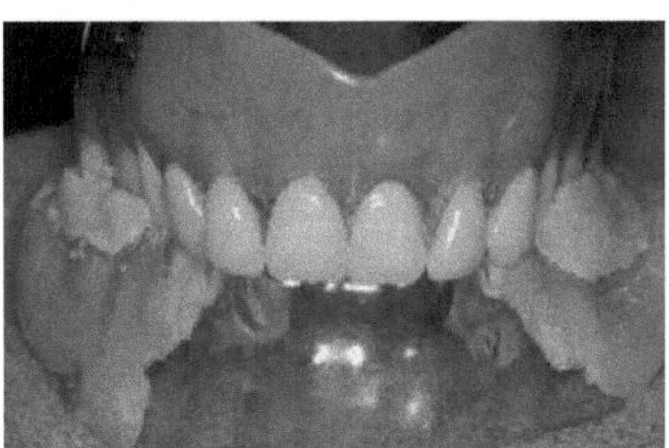

É adicionado um revestimento de tecido mole na área que não será refl ectada durante a cirurgia. Também é feito um índice da dentição oposta

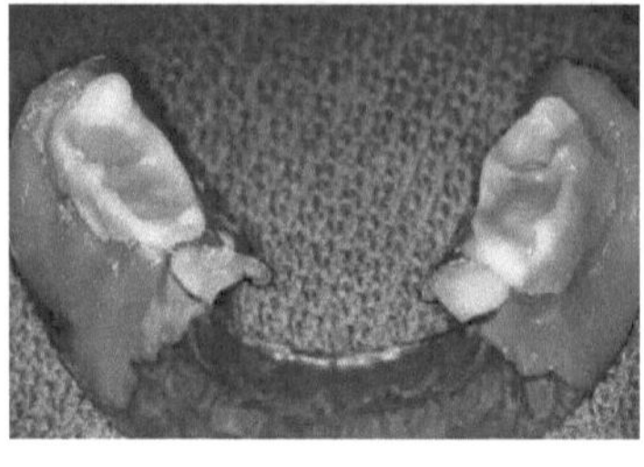
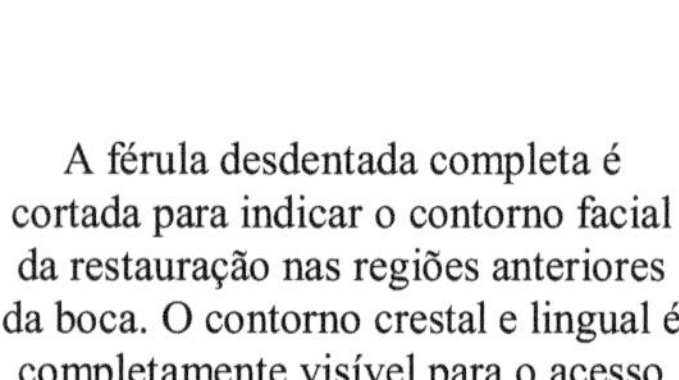
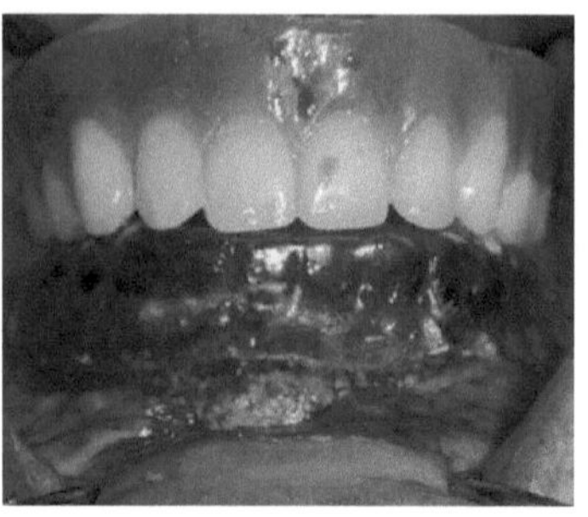

A férula desdentada completa é cortada para indicar o contorno facial da restauração nas regiões anteriores da boca. O contorno crestal e lingual é completamente visível para o acesso cirúrgico.

A férula é indexada à arcada oposta quando o tecido é refletido. A férula é então mantida em posição enquanto o paciente abre a boca. A prótese maxilar é removida (quando presente) e a largura e angulação do osso mandibular são registadas antes da osteotomia inicial. O indicador de direção de 2 mm pode então ser inserido e avaliado com a férula em posição.

Uma férula cirúrgica para a arcada edêntula completa também pode envolver o aspeto oclusal dos dentes opostos. Seguem-se os passos de fabrico do molde edêntulo montado contra a dentição oposta na dimensão vertical oclusal final correta e nas relações oclusais:

1. É efectuado um enceramento completo dos dentes em falta nas regiões edêntulas. É preparado um orifício a meio da fossa central de cada futuro dente pilar posterior e através da posição do bordo incisal dos dentes anteriores.

2. No modelo em pedra, cada local escolhido é perfurado até uma profundidade correspondente à espessura aproximada dos tecidos moles medida numa radiografia panorâmica (aproximadamente 2 a 3 mm). Um fio ortodôntico é passado através dos dentes e para dentro dos orifícios. Isto permite que cada pino do modelo entre em

contacto com o osso, uma vez que o tecido é refl ectado durante a cirurgia, sem modificar a dimensão vertical oclusal e, consequentemente, a posição de emergência do implante. Na outra extremidade do fio é efectuada uma pequena volta para criar uma forma de retenção. O fio deve aproximar-se 1 a 3 mm da arcada oposta.

3. No modelo antagonista pintado com separador, é construído um molde de resina acrílica nas oclusais que incorpora os anéis de retenção dos pinos indicadores. Cada pino deve ser totalmente embutido no acrílico nas relações cêntricas e verticais corretas.

Uma vez refletido o tecido mole, o modelo é posicionado sobre os dentes da arcada oposta. O doente pode ocluir sobre os pinos, e cada um determina a posição central ideal dos dentes. Pode ser utilizada uma broca piloto para marcar a posição do corpo de cada implante. A angulação da osteotomia também pode ser determinada com a placa de tem. A guia cirúrgica determina facilmente a posição do implante, mas o cirurgião pode ter a boca do doente aberta e perfurar o osso com acesso e visão completos. Este modelo também pode ser utilizado com uma radiografia panorâmica antes da cirurgia para determinar a ampliação vertical ou a distorção horizontal. O modelo também pode ser utilizado na fase II da descoberta para encontrar a posição de cada implante quando é indicado o esculpimento de tecido mole para restaurações de prótese fixa tipo 1 (FP-1), em vez da refl exão completa do tecido.

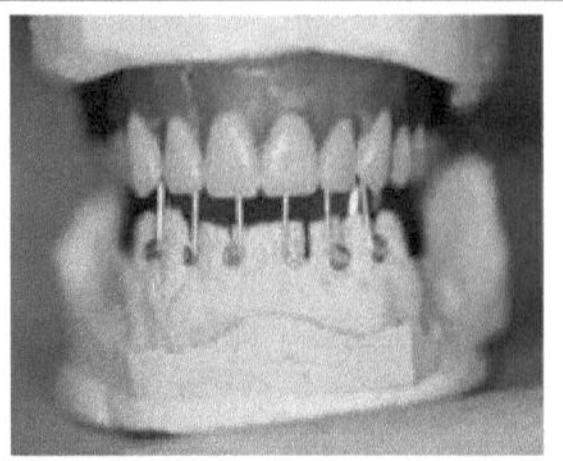

A Laney-Poitras template for the edentulous arch provides complete surgical access. The denture teeth are positioned on the arch. A hole is drilled through each prospective implant site and into the cast 2 to 3 mm. (Courtesy Yvan Poitras.)

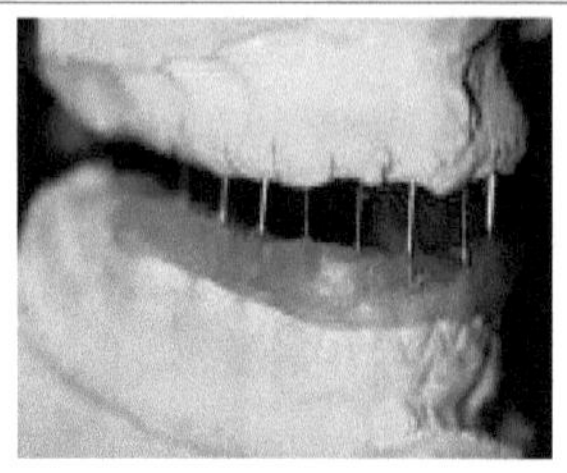

The wires representing each potential implant site and angulation are incorporated into an acrylic index of the opposing arch. (Courtesy Yvan Poitras.)

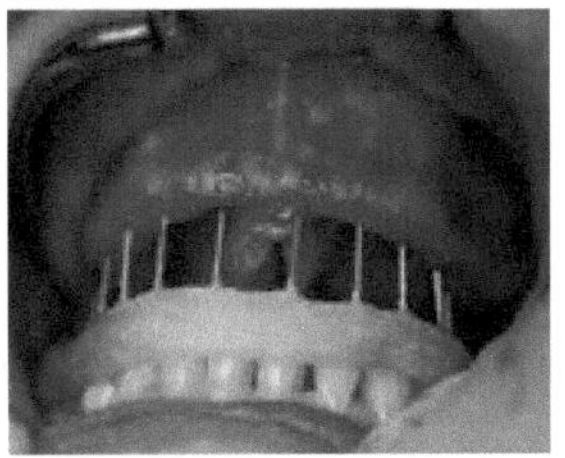

Once the tissues are reflected, the template is seated on the opposing arch and indicates the position and angulation of each implant. The patient opens, and the surgeon drills the initial site. (Courtesy Yvan Poitras.)

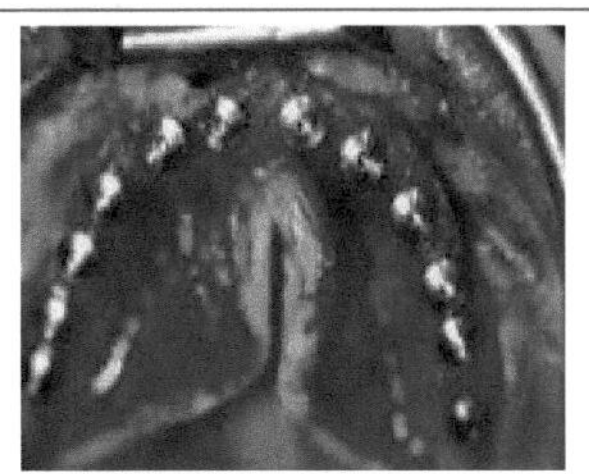

Implants are inserted into the maxilla in the appropriate positions. (Courtesy Yvan Poitras.)

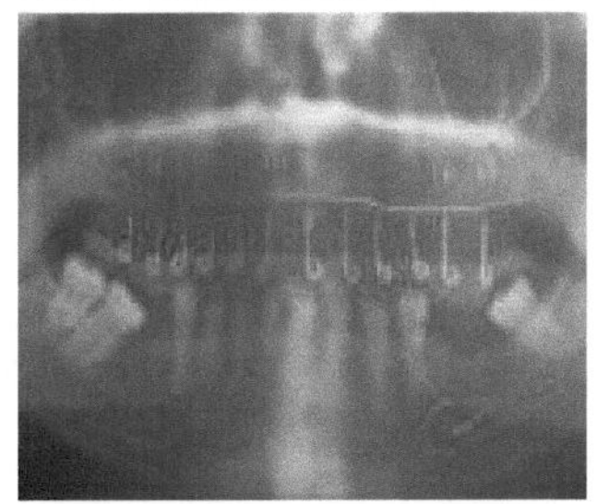

The template can be used with a panoramic radiograph. Because the height and mesiodistal position can be measured on the cast, the distortion and magnifi cation at each implant site may be determined. (Courtesy Yvan Poitras.)

As restaurações FP-1 e FP-2 requerem uma colocação de implante mais ideal. A posição ideal do implante permite a colocação de um pilar reto diretamente sob o bordo incisal da coroa final para uma prótese cimentada. Para próteses aparafusadas, o implante deve emergir em direção ao cíngulo do dente anterior para que o orifício de acesso não afecte a estética. Numa restauração FP-3, a posição mesiodistal dos pilares do implante pode ser colocada sem ter em conta a posição real das coroas, porque a região de substituição de tecido mole separa as coroas do pilar do implante.

Um implante colocado adjacente a um dente natural deve permanecer 1,5 a 2 mm afastado da junção interproximal cimento-esmalte (CEJ) em regiões estéticas, onde o contorno da papila interdentária é um fator determinante. Por conseguinte, o orifício piloto deve estar a quase 4 mm de distância do dente natural para colocar um implante de 4,1 mm de diâmetro no módulo da crista. Isto requer um espaço mesiodistal de pelo menos 7 mm. Em regiões inestéticas, onde a papila interdentária não é tão crítica, um implante colocado a pelo menos 1,5 mm de distância de um dente adjacente minimiza o risco de erro cirúrgico e proporciona um acesso mais fácil para a higiene e manutenção a longo prazo.

Um implante maxilar anterior colocado para uma restauração FP-1 requer um planeamento pré-tratamento mais cuidadoso e uma colocação precisa do implante. O bordo incisal da coroa final, o perfil de emergência e a posição cervical vestibular estão relacionados com a posição do implante.

O plano de tratamento para um implante na posição do primeiro pré-molar superior deve refletir uma consideração cuidadosa da angulação de um canino natural, quando presente. A inclinação distal média de 11 graus e a curvatura distal da raiz do canino trazem o ápice da raiz para a área do implante do primeiro pré-molar. Por conseguinte, o implante deve ser angulado para acompanhar a raiz do canino e evitar o contacto ou a perfuração da raiz natural. É frequentemente indicado um implante mais curto, especialmente quando também está presente um segundo pré-molar. [79]

Noutro método, são utilizados dois modelos formados a vácuo, um sobre o molde de diagnóstico bloqueado e outro sobre o molde duplicado do diagnóstico encerado com uma folha de plástico transparente. Ambos os modelos são devolvidos ao molde de diagnóstico inalterado. Os bordos dos dois modelos são aparados de modo a ficarem coincidentes. A férula de cera de diagnóstico é removida e preenchida com resina ortodôntica transparente ou material radiopaco. A férula preenchida é colocada sobre a férula do molde de diagnóstico inalterado.[82] São efectuados orifícios de acordo com as informações obtidas na radiografia para a colocação de implantes, seguidos da colocação de guias de perfuração.

Os marcadores radiopacos ajudam a pré-desenhar a direção de colocação do implante e a comparar as angulações dos marcadores radiopacos com o osso disponível e também a localizar a posição das estruturas vitais para determinar as melhores angulações para o implante. Estes marcadores radiopacos podem ser colocados no centro das superfícies oclusais dos dentes que correspondem aos orifícios de acesso aos parafusos da prótese.[3]

A técnica de fresagem é uma técnica precisa em que se utilizam furos paralelos na guia cirúrgica. Esta técnica necessita do auxílio de um topógrafo dentário convencional. [72, 83,84] Todas as guias radiográficas convencionais podem ser convertidas numa guia cirúrgica precisa através desta técnica de fresagem. A limitação desta técnica reside no facto de necessitar de equipamento especial que não está normalmente disponível nos consultórios dentários privados. Além disso, o profissional necessita de uma certa experiência e conhecimentos para utilizar corretamente esta máquina.[72]

FABRICO DE GUIAS CIRÚRGICOS BASEADOS EM GESSO PARA COLOCAÇÃO DE IMPLANTES EM CASOS PARCIALMENTE EDÊNTULOS.[73]

Nesta técnica, o volume do gesso é utilizado para subtrair a espessura medida do tecido intra-oral sobrejacente, sendo imperativo que a relação do tecido mole com o osso seja determinada corretamente. As áreas que podem ser susceptíveis de erros são o tecido que cobre a concavidade lingual da mandíbula posterior e a prega da mucosa bucal que pode ser afastada por estiramento com a moldeira.

São efectuadas medições dos tecidos moles para determinar o volume ósseo na direção vestibulolingual (eixo y); a radiografia é utilizada para determinar o plano mesiodistal (eixo x). A espessura do tecido mole que recobre o osso é medida a meio do local previsto para o implante, numa perspetiva mesiodistal. Esta posição é selecionada porque é, na maioria das situações, devido à reabsorção, a parte mais estreita do rebordo residual, e o interesse é adquirir conhecimento da dimensão mais pequena disponível. Em alternativa, é colocado um calço formado a vácuo sobre o local com orifícios pré-formados nos locais a medir. É efectuado um mínimo de 5 medições, embora possa ser aumentado se a situação clínica parecer mais irregular.

O procedimento é classificado, em termos gerais, nas seguintes rubricas

1. Aquisição de dados
2. Transferência de dados clínicos para o elenco
3. Cirurgia de colocação de implantes

AQUISIÇÃO DE DADOS

1. Seleção de um tabuleiro de impressão de stock.

2. Palpar a área do local proposto para o implante e determinar se existem áreas de deformação dos tecidos. Os erros susceptíveis, tais como a concavidade lingual da mandíbula posterior e a prega mucobucal, não são afastados por estiramento com a moldeira.

3. Utilizar um hidrocolóide irreversível para efetuar a impressão.

4. Um sistema de matriz sem pinos como o Accu-Trac para seccionar o molde e reposicionar as secções na relação espacial correta.

5. Crie um molde moldando a impressão com um polissiloxano de viniloxano (VPS) de moldagem dedicado e de baixa viscosidade (Mach-SLO; Parkell, Inc, Edgewood, NY), enquanto molda a base com um material VPS de viscosidade média e o molde é removido.

6. É efectuada uma sobreimpressão parcial sobre a área dos tecidos moles e dentes adjacentes do local proposto para o implante com um material VPS rígido (Lab-Putty; Coltene/Whaledent, Inc).

7. Colocar uma agulha dentária estéril de 0,4 x 8 mm (27 G) (Fairfax Dental, Miami, Flórida) com um batente de borracha endodôntica (Sure-Stop; Dentsply Caulk) no ápice da agulha.

8. Anestesiar o paciente conforme necessário. A primeira medição é efectuada na crista da crista edêntula. A agulha é introduzida perpendicularmente ao tecido mole até ser travada pela resistência do osso subjacente. Travar o batente de

borracha, contactando com o componente externo do tecido mole (Fig. 1).

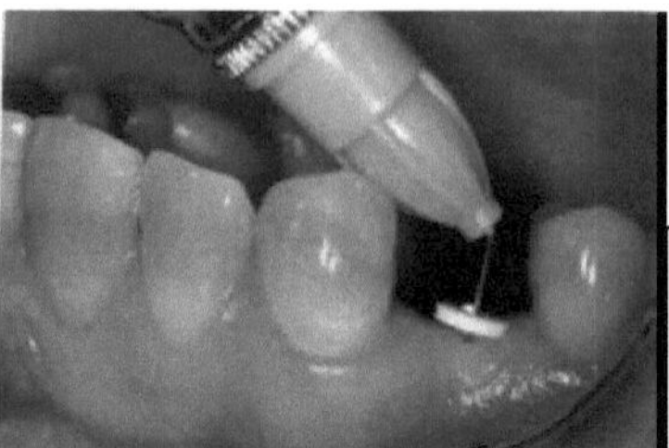

Fig 1: penetração crestal da agulha de medição.

9. Retirar a agulha do local medido e registar a distância entre o vértice da agulha e o batente de borracha, como a espessura do tecido mole na crista.

10. Efetuar a segunda medição na superfície vestibular, na parte mais apical do local proposto para o implante que ainda esteja acessível. Exercitar, de modo a que o tecido mole permaneça firmemente aderido ao osso subjacente. Não criar uma impressão imprecisa retraindo os tecidos moles do osso, uma vez que isso daria a aparência de um aumento de volume, criando assim imprecisões.

11. Efetuar a terceira medição numa posição semelhante na superfície lingual, enquanto as medições 4 e 5 são efectuadas entre a crista e a porção mais apical.

TRANSFERÊNCIA DE DADOS CLÍNICOS PARA O ELENCO

12. Efetuar uma radiografia periapical do local proposto, de modo a evitar o encurtamento ou alongamento e a obter uma imagem dimensionalmente fiel, captando o mais possível os ápices dos dentes adjacentes.

13. Ajustar a imagem digital utilizando um programa de manipulação de imagens (Photoshop CS3; Adobe Systems, Inc, San Jose, Califórnia) para criar uma verdadeira imagem 1:1.

14. Na radiografia modificada, utilizar uma tesoura para cortar o osso entre as estruturas radiculares e a superfície oclusal dos dentes.

15. Colocar a radiografia modificada sobre o molde, de modo a coincidir com as superfícies oclusais e interproximais do molde (Fig. 2).

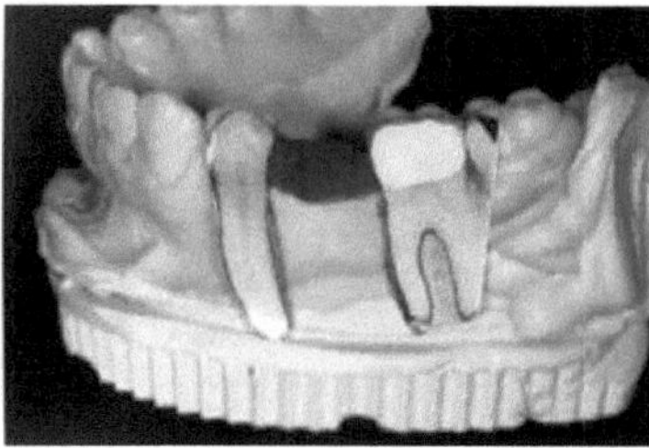

Fig : 2 transposição da estrutura radicular para o molde.

16. Delinear a posição das estruturas radiculares no molde com uma caneta. Marque a área disponível para a colocação do implante na direçãomesiodistal.

17. Marcar a melhor posição para a linha média do implante proposto e remover o molde do Accu-Trac (Coltene/Whaledent, Inc).

18. Corte o molde exatamente no plano selecionado com um disco grande revestido a diamante de 45 mm (Xpdent Corp, Miami, Flórida) e selecione 1 porção do molde seccionado para transferir as medições da profundidade do tecido clínico.

19. Marcar as profundidades no molde em posições semelhantes àquelas a partir das quais foram adquiridas clinicamente. (Fig. 3).

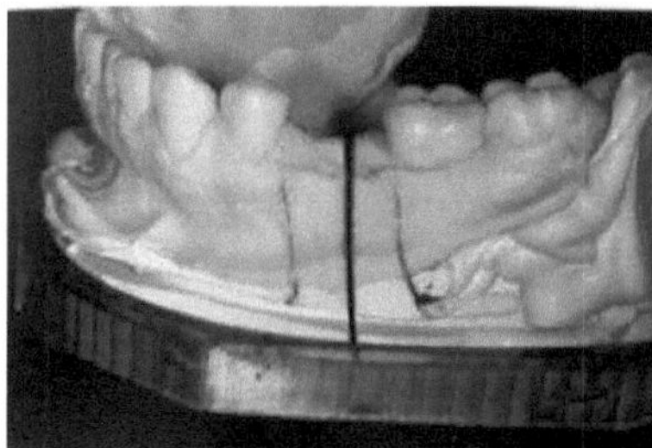

Fig. 3: Molde seccionado no eixo proposto do implante.

20. Ligar os pontos de marcação e marcar com tinta vermelha a superfície do tecido acima da linha. Visualizar a área sublinhada do volume ósseo disponível no plano vestibulolingual.

21. O diâmetro do implante é selecionado com base na disponibilidade de osso nos planos mesiodistal e vestibulolingual. O eixo é orientado pela disponibilidade de osso e pela reconstrução protética. O eixo marcado é transferido para a crista gengival, uma vez que indicará mais tarde o ponto de partida para a osteotomia .

22. A profundidade da plataforma do implante é marcada com uma linha horizontal perpendicular ao eixo do implante.

23. Voltar a colocar a peça de gesso marcada no tabuleiro Accu-Trac.

24. Realizar o procedimento de osteotomia no molde planeado adequado ao osso disponível e posicionar um análogo de laboratório na secção da osteotomia do molde com a mesma plataforma do implante e fixá-lo com cola de cinoacrilato. A parte contralateral do gesso também é colada e as secções do gesso são acopladas (Fig. 4-5).

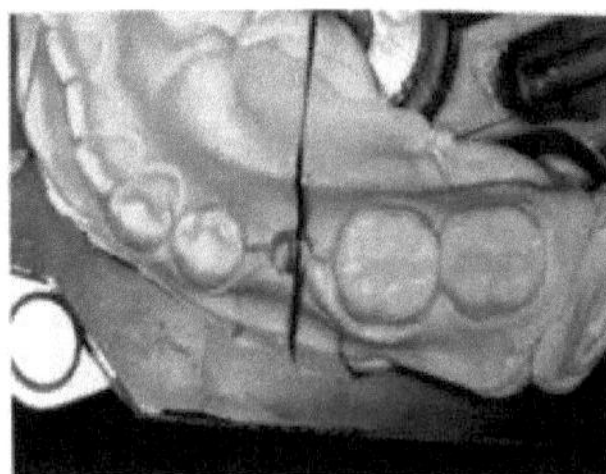

Fig. 4: Vista oclusal da osteotomia de gesso concluída.

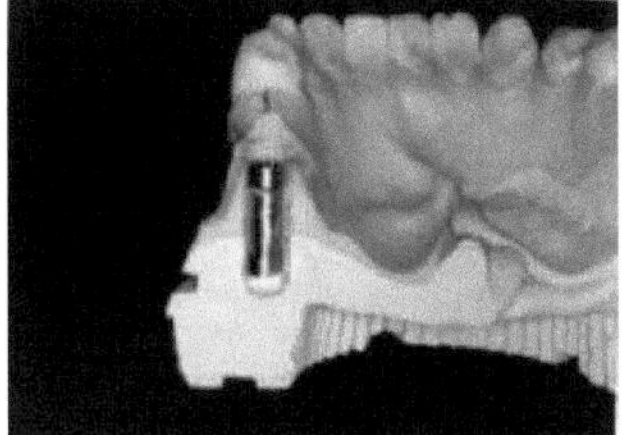

Fig 5: Análogo de laboratório a uma profundidade de plataforma selecionada.

25. Remova a área acima do análogo e entre os dentes adjacentes com um bisturi para iniciar a criação de tecido gengival simulado e coloque um tampão de cicatrização de 2 mm no análogo.

TRANSFERÊNCIA DAS INFORMAÇÕES DO MOLDE PARA A GUIA CIRÚRGICA

26. Selecionar uma manga guia consistente com a largura do implante selecionado. Soldar 2 secções, 10 cm por 0,5 mm, de fio metálico nos lados laterais da manga (Fig. 6).

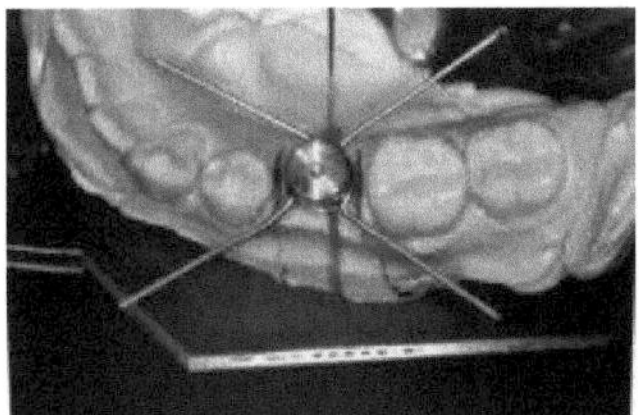

Fig 6: manga modificada posicionada no pino do laboratório.

27. Monte um pino-guia de laboratório no análogo de laboratório no molde e dobre os fios para criar uma estrutura à volta dos dentes (fig. 7).

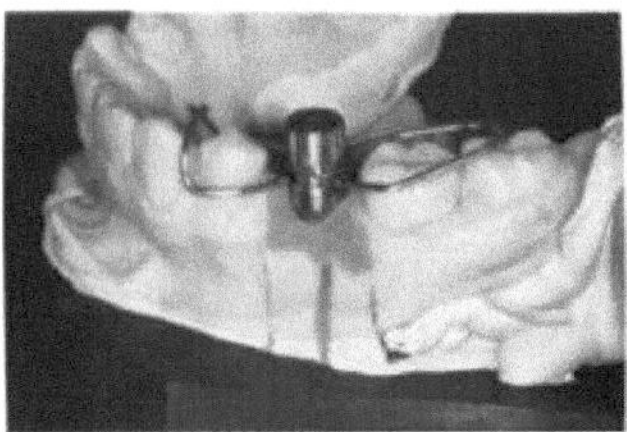

Fig. 7: Arames dobrados para criar uma estrutura de suporte.

28. Colocar uma secção de 2 mm do tubo de polietileno sobre a parte superior do pino do cilindro guiado do laboratório para evitar o transbordo do material de siloxano vinílico sobre a parte superior da manga guia; aplicar um spray separador antes da aplicação (Fig. 8).

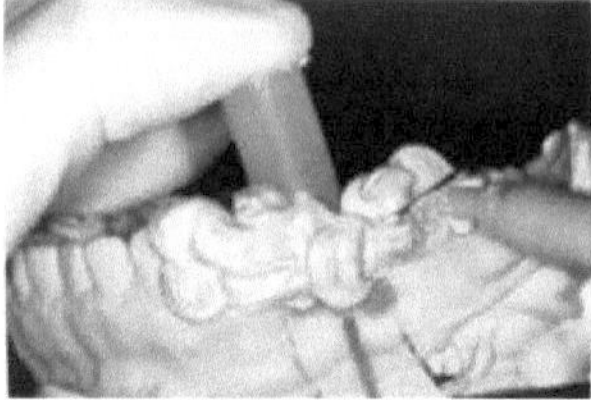

Fig. 8: aplicação do VPS rígido.

29. Perfurar uma pequena moldeira de plástico descartável (Micro-Trays; Practicon Dental, Greenville, NC) de modo a que caiba sobre o tubo. Injetar um material de registo oclusal em VPS rígido (AccessBlue; Centrix, Inc, Shelton Conn), envolvendo os dentes e o cilindro guiado. Colocar a moldeira de plástico sobre o tubo e o siloxano de vinil (Fig. 9).

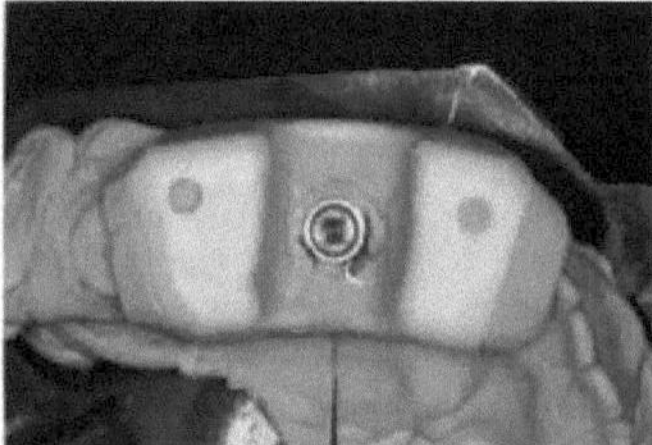

Fig. 9: Guia cirúrgica concluída; notar a relação com o análogo de laboratório e a futura plataforma de implantes.

30. Após a conclusão da polimerização, desaparafusar e desmontar o pino de laboratório guiado. Remover as paredes vestibular e lingual junto à manga guia para criar acesso aos instrumentos cirúrgicos clínicos.

31. Colocar a guia cirúrgica completa intra-oralmente e efetuar uma radiografia periapical paralela à porção oclusal do casquilho (Fig. 10-11). Estenda os bordos laterais da manga na radiografia e confirme a correção da trajetória

mesiodistal. Desinfecte a guia aprovada durante 12 minutos num desinfetante (CidexOpa; Ethicon, Inc, Irvine, Califórnia)

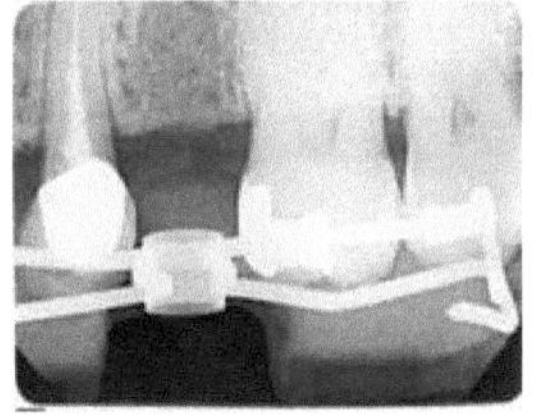

Fig. 10: Radiografia para confirmar a correção da trajetória mesiodistal.

Fig. 11: Restauração provisória pré-fabricada sobre molde previamente utilizado para o fabrico da guia cirúrgica.

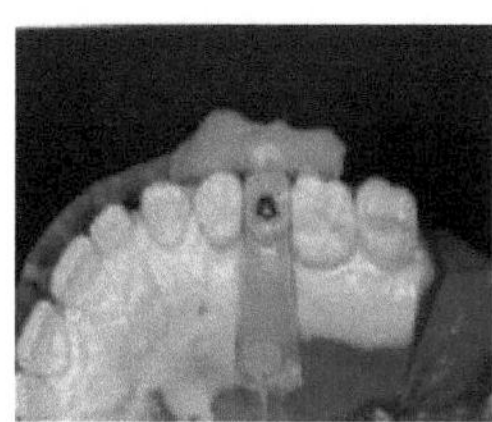

Tradicionalmente, as guias cirúrgicas restritivas são fabricadas com uma resina acrílica autopolimerizável ou resina composta. A manga da guia é embutida na resina acrílica e a guia estende-se sobre os dentes para apoio e reposicionamento. Se, numa guia rígida, uma pequena área não estiver correta, isso impedirá que a guia assente completamente. Por conseguinte, é necessário revelar todas as guias rígidas com uma fina camada de material de moldagem VPS ou material de revelação para identificar e ajustar as áreas que impedem o assentamento completo da guia. Em contraste com uma guia rígida, uma guia ligeiramente flexível assentará completamente mesmo quando forem encontradas pequenas discrepâncias. Para além disso, este tipo de guia encaixa-se na altura do contorno dos dentes cobertos e, portanto, é retentivo. Uma guia cirúrgica de resina acrílica ou de resina composta, na maioria das vezes, não utiliza a área de retenção abaixo da altura do contorno dos dentes cobertos e requer métodos alternativos para obter retenção durante a cirurgia.

O processo de fabrico da guia VPS é rápido, comparativamente barato e não necessita de apoio laboratorial. Devido à deslocabilidade inerente dos materiais flexíveis, apenas os materiais mais rígidos de VPS devem ser utilizados, para garantir a estabilidade da manga de guia.

A consulta cirúrgica de colocação de implantes é diferente da cirurgia convencional. Todas as decisões relativas ao posicionamento do implante foram previamente tomadas. É uma questão de executar o plano de acordo com o guia cirúrgico restritivo; isto contrasta com a cirurgia convencional com guias menos restritivos, em que a tomada de decisão e a execução ocorrem em simultâneo. [73]

ORIENTAÇÃO CIRÚRGICA AVANÇADA

O diagnóstico e o planeamento de implantes para casos complexos com limitações anatómicas e má qualidade óssea podem agora ser avaliados utilizando técnicas radiográficas sofisticadas. Embora o posicionamento preciso tenha sido reconhecido há muito tempo como um objetivo importante,[76] transferência de informações detalhadas para a fase cirúrgica tem sido, na melhor das hipóteses, uma tarefa difícil. De facto, um implante de um único dente também requer precisão de colocação, mesmo quando o diagnóstico é simples. Deve ser utilizado um guia cirúrgico para garantir uma colocação precisa. Estudos mostram que a modificação da guia radiográfica para uma guia cirúrgica permite uma precisão inferior a 1 mm no ápice do implante e um bom controlo da angulação.[19, 85] No entanto, estes estudos pré-clínicos e clínicos não assumem qualquer modificação da angulação em comparação com o alinhamento protético ideal. Como discutido anteriormente, a angulação tem frequentemente de ser modificada para ter em conta as limitações anatómicas. Até há pouco tempo, não existia nenhum método para transferir com precisão uma posição ideal do implante para uma guia cirúrgica, especialmente se o eixo longo dos dentes de diagnóstico não pudesse ser utilizado.

Para aperfeiçoar a orientação cirúrgica, foram aplicados desenvolvimentos inovadores em tecnologia de software e técnicas de fabrico para fabricar modelos de elevada precisão. Mais recentemente, foi introduzida a assistência à navegação cirúrgica per-operatória, com potencial para uma aceitação mais alargada num futuro próximo.[86] Estas tecnologias permitem um posicionamento mais preciso dos implantes, garantindo a transferência do planeamento do implante para o campo cirúrgico e forçando as brocas cirúrgicas a uma posição estável. Estas tecnologias também abrem caminho a novas técnicas cirúrgicas, como as osteotomias sem retalho, melhorando simultaneamente o tempo operatório.

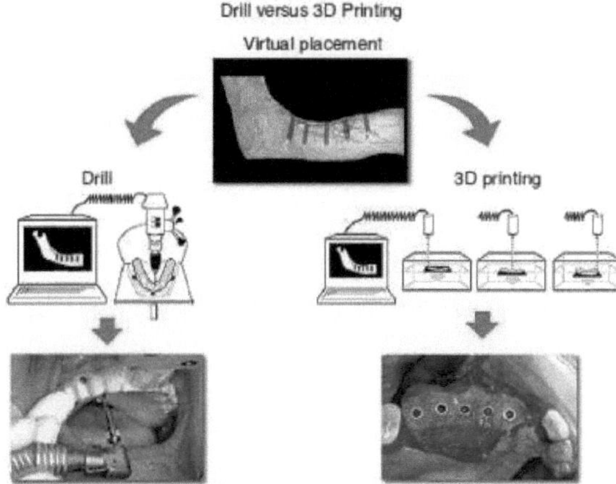

Diferenças entre a perfuração computorizada (*à esquerda,* CADImplant, Burlington, Massachusetts) e o fabrico CAD/CAM (*à direita,* Materialise, Glen Burnie, Md.) para o fabrico de guias cirúrgicas. *(De Jabero M, Sarment DP: Advanced surgicalguidance technology: a review,* Implant Dent *15:135-142,2006).*

Os guias cirúrgicos avançados requerem a tomografia computorizada (TC) como pré-requisito para a análise, devido à precisão superior da TC em comparação com todas as outras técnicas radiográficas. Estas guias também necessitam de uma renderização suportada por software para melhorar o planeamento através da utilização da visualização tridimensional (3D), tal como demonstrado por Jacobs et al.,[87, 88] que referiram que os dentistas que utilizam secções transversais bidimensionais (2D) efectuam numerosas modificações durante a fase cirúrgica do tratamento, ao passo que a adição de uma representação tridimensional melhora a correlação entre a colocação planeada e a colocação real. Jacobs et al. também encontraram pouca correlação entre as complicações anatómicas previstas e a presença dessas complicações no momento da cirurgia, quando foram utilizadas apenas projecções planas. Verstreken et al.[89] também verificaram que o planeamento foi melhorado no que diz respeito à posição, às considerações de propagação biomecânica e à estética. Mais importante ainda, a renderização de software que inclui dados de TC e planeamento de implantes pode ser exportada posteriormente para software de desenho assistido por computador (CAD). Para estas aplicações, recomenda-se vivamente a utilização de modelos escanográficos com visualização precisa dos dentes de diagnóstico para visualizar o plano protético juntamente com a topografia óssea. Para além disso, quando se considera a orientação cirúrgica avançada, várias técnicas requerem modelos escanográficos especificamente concebidos, conforme descrito posteriormente. Por conseguinte, os dentistas que tencionam utilizar um destes métodos devem estar cientes de toda a sequência antes da fase de diagnóstico.

PROTOCOLO DE TRATAMENTO PARA CIRURGIA DE IMPLANTES ASSISTIDA POR COMPUTADOR

Para ultrapassar as limitações e complicações inerentes às férulas cirúrgicas convencionais, a utilização de férulas geradas por TCFC evoluiu na implantologia dentária atual. Um guia cirúrgico gerado por computador (limitador parcial ou limitador completo) proporciona uma ligação entre o plano de tratamento de TCFC e a cirurgia real, transferindo o plano interativo com precisão para o local da cirurgia. Com a utilização de programas de software gerados por TCFC, esta relação anatómica pode ser determinada de forma previsível antes da cirurgia.[71]

O protocolo de tratamento da cirurgia de implantes assistida por computador segue os passos fundamentais:

1. Tomografia computorizada de feixe cónico (CBCT)

2. Execução de programas informáticos

3. Fabrico de guias de perfuração cirúrgica

4. Procedimento cirúrgico.

Etapa 1: Tomografia computorizada de feixe cónico

A introdução da tomografia computorizada de feixe cónico, em combinação com ferramentas de imagiologia tridimensional, conduziu a um grande avanço no planeamento do tratamento com implantes virtuais. Os scanners de tomografia computorizada de feixe cónico utilizam

doses de radiação em comparação com os aparelhos de tomografia computorizada convencionais.[90] Além disso, os scanners de tomografia computorizada de feixe cónico são muito mais pequenos e menos dispendiosos do que os aparelhos de tomografia computorizada convencionais, o que permite ao médico particular comprar e instalar um aparelho de tomografia computorizada de feixe cónico no seu próprio ambiente clínico. Em combinação com software de planeamento de implantes, a utilização de dados de tomografia computorizada de feixe cónico tornou possível planear virtualmente a posição ideal do implante, tendo em consideração as estruturas anatómicas vitais circundantes e os futuros requisitos protéticos. Consequentemente, este processo resulta, em última análise, na transferência da posição virtual planeada do implante do computador para o paciente. Além disso, os dispositivos de digitalização intra-oral começaram recentemente a contribuir consideravelmente para estas novas modalidades de tratamento no que diz respeito ao planeamento do tratamento. Através da sobreposição de imagens de estruturas reconhecíveis (por exemplo, dentes) obtidas por tomografia computorizada de feixe cónico e digitalização intra-oral, é criada uma vista digital mais realista dos tecidos duros e moles dentários de um doente. Também pode ser adicionada uma configuração digital a este conjunto de dados, para ajudar os profissionais de medicina dentária a executar o planeamento em relação à futura restauração protética. No entanto, embora a tecnologia melhore continuamente, existem ainda algumas questões importantes que têm de ser tidas em conta quando estas técnicas são implementadas no tratamento de pacientes[60]

As imagens 3D são obtidas no pré-operatório através de tomografia computorizada de feixe cónico.[91] Oferecem imagens de baixa dose e relativamente menos dispendiosas, proporcionando uma fácil aplicabilidade e justificação para a colocação pré-cirúrgica do implante. [92, 93]

Analisa

(1) volume ósseo disponível para a colocação de implantes,

(2) espessura da mucosa,

(3) estruturas dentárias adjacentes,

(4) posição do seio maxilar, e

(5) identificar a posição do canal mandibular, do canal incisivo e do forame mental.

Passo 2: Execução do programa de software

Estão disponíveis programas de software como o *EasyGuide, Biohorizons, Nobel Biocare, InVivo5* e *Simplant* para planeamento e cirurgia de implantes guiada. As imagens 3D são transformadas no formato Digital Imaging and Communications in Medicine (DICOM). Após a reformatação das imagens, o tamanho correto dos implantes é escolhido ao nível do local de colocação do implante. Isto proporciona um ambiente virtual que imita o procedimento cirúrgico, exibindo a localização coronal e apical do implante num modelo de imagem 3D importado do osso maxilar. Isto é realizado numa vista transacional para visualizar o osso cortical e trabecular. São também verificados outros planos para uma colocação ideal dos implantes. [60]

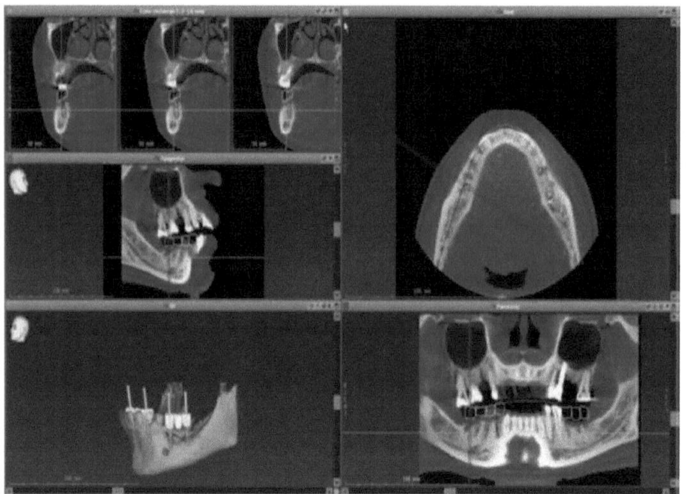

Exame pré-operatório por tomografia computorizada de feixe cónico, a fim de fornecer uma vista em corte transversal

Etapa 3: Fabrico de guias de perfuração cirúrgica

São tiradas impressões superiores e inferiores e a mordida é registada. Posteriormente, as impressões têm de ser articuladas como modelos vazados num articulador. As guias cirúrgicas são preparadas manualmente ou utilizando métodos assistidos por computador após o planeamento pré-operatório.[60,94] Proporcionam uma colocação precisa dos implantes e um tempo de tratamento rápido.

Planeamento inverso do tratamento

O plano de tratamento protético ideal tem de ser avaliado inicialmente neste planeamento digital. É efectuado utilizando procedimentos de uma ou duas digitalizações.

O primeiro procedimento inclui a colocação de uma prótese na boca do paciente utilizando resina radiopaca.

O segundo procedimento, tal como explicado pelo investigador da Universidade de Lovaina, é um exame em duas fases.[60] A digitalização primária inclui o paciente a usar a prótese e a digitalização secundária permite apenas a obtenção de imagens da prótese. Por conseguinte, explica a obtenção de imagens digitais, tanto no osso como nos modelos protéticos. Após o processo de digitalização, de acordo com o protocolo do sistema individual, as imagens DICOM são importadas de programas de software como o Simplant, Nobel guide e EasyGuide. Em seguida, a fusão da prótese digitalizada e do local cirúrgico com uma posição óptima do implante é efectuada utilizando marcadores fiduciais, tais como guta-percha, sulfato de bário e índice de silicone. [95]

Após o planeamento, deve ser analisado o fabrico das guias cirúrgicas para uma melhor interpretação cirúrgica. Existem diferentes empresas, como a Keystone (EasyGuide), a Compu Guide (Biohorizons), a Anatomage e a SurgiGuide (Materialise), que fabricam guias cirúrgicas para sistemas de implantes universais, exceto a Nobel Biocare, para o seu próprio sistema de implantes.

Método de fabrico de guias

Podem ser fabricados utilizando técnicas baseadas em modelos ou de prototipagem rápida. Os modelos cirúrgicos que utilizam guias baseadas em modelos são fabricados manualmente ou utilizando tecnologia computorizada por fresagem ou impressão a laser. É avaliado o planeamento pré-operatório para o posicionamento correto do implante e a colocação da manga da guia cirúrgica. Este sistema de guia baseado em modelos proporciona uma avaliação dos tecidos moles e duros e um conjunto protético previsível. O

O leito de manga preparado é colocado sobre o local da cirurgia utilizando o braço de perfuração. As principais desvantagens deste guia cirúrgico são a opção de muitos passos manuais necessários para a conceção.[60]

Estão disponíveis várias técnicas de engenharia, como a sinterização a laser, para fabricar modelos 3D. Um dos sistemas (Surgiguide, CSI Materialise, Glen Burnie, Md.) utiliza um processo de fabrico assistido por computador (CAM) chamado estereolitografia. Este processo fornece dados de base digital através de digitalização intra-oral para a preparação de guias. As guias são fabricadas por vários fornecedores de implantes utilizando técnicas de fotopolimerização. Esta abordagem proporciona precisão e o mínimo de passos manuais. Este processo de prototipagem rápida tem sido largamente utilizado na indústria transformadora para obter modelos 3D. Uma camada de polímero líquido é depositada e curada por um laser acionado por computador. Camadas ou secções adicionais são empilhadas e polimerizadas até ser gerado um modelo final. Para aplicações médicas ou dentárias, a fonte de dados é um ficheiro de tomografia computorizada. A precisão dos modelos anatómicos gerados por este método depende da qualidade do scanner de TAC e do método de limiarização (o processo informático que determina o que é osso e o que é tecido mole), mas os estudos demonstraram uma estabilidade dimensional na ordem dos 0,6 mm.[96] Os modelos anatómicos estereolitográficos têm sido utilizados para antecipar cirurgias reconstrutivas.

Santler et al.[97] e Heissler et al.[98] tiraram partido de modelos 3D para se prepararem melhor para grandes reconstruções em mais de 300 casos de trauma e cancro, enquanto Runte et al.[99] utilizaram imagens ópticas como fonte para construir modelos de

contornos de tecidos moles e fabricar próteses faciais. A utilização de um modelo
anatómico também tem sido sugerida para o diagnóstico antes de elevações do seio
maxilar e para a preparação de implantes subperiosteais ou do ramo. Choi et al.[96]
avaliaram a exatidão destes modelos em acrílico através de medições lineares de vários
conjuntos idênticos e concluíram que a exatidão se situava no intervalo de 0,5 mm.
Erickson et al.[100] fizeram um inquérito a cirurgiões que utilizavam métodos
estereolitográficos para diagnóstico de reconstrução cirúrgica e fabrico de implantes
personalizados. Verificaram que a maioria dos cirurgiões alterou a sua abordagem
cirúrgica depois de avaliar o modelo, reduzindo assim o tempo cirúrgico do
procedimento.

Num sistema de navegação dinâmico, as guias cirúrgicas são utilizadas para colocar
os implantes, visualizando-os diretamente no ecrã computorizado. [28, 34]

Conceção do guia cirúrgico

Para o fabrico de guias cirúrgicas de implantes dentários, o plano do dentista é
utilizado para conceber as guias e os ficheiros de TC são utilizados para preparar as
guias para serem suportadas em tecidos duros ou moles. Os programas de software são
capazes de maximizar a estabilidade e a retenção do implante, detectando o melhor
caminho de inserção e evitando cortes inferiores no osso.

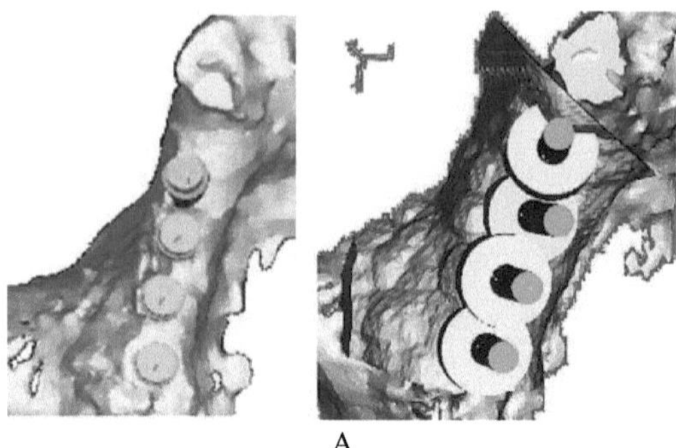

A

A, O planeamento foi enviado para a conceção e fabrico de guias cirúrgicas. B, As guias cirúrgicas são primeiro concebidas virtualmente para maximizar a estabilidade e a retenção e, em seguida, são enviadas para processamento utilizando o método anteriormente descrito.

Os desenhos também incluem orifícios de irrigação, áreas de superfície suficientes para manter a pressão da figura durante a realização de osteotomias e outras caraterísticas específicas, tais como extensões vestibulares se for pretendido um parafuso de retenção transversal. Além disso, são fabricados modelos em série para acomodar diâmetros de broca cada vez maiores. [79]

Uma vez concluídos os desenhos, as guias são processadas com o método estereolitográfico e os tubos de aço inoxidável são posteriormente pressionados no local.[20, 101] O dentista recebe o modelo anatómico e as guias cirúrgicas e pode observar a anatomia antes de proceder à cirurgia. Uma vez que a topografia é obtida a partir dos dados da tomografia computorizada, este processo é mais adequado para modelos suportados por osso com áreas edêntulas amplas.

114

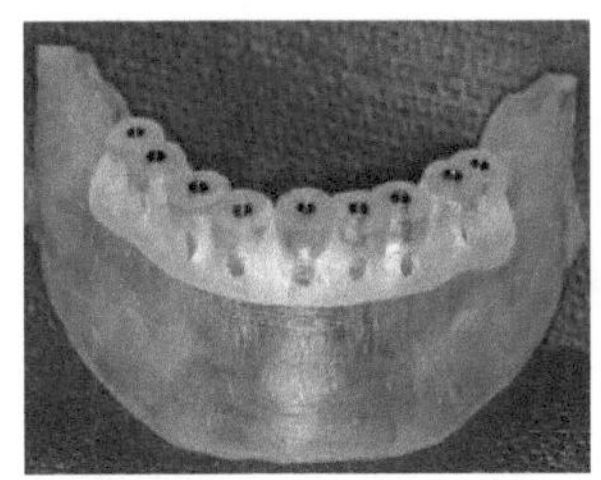 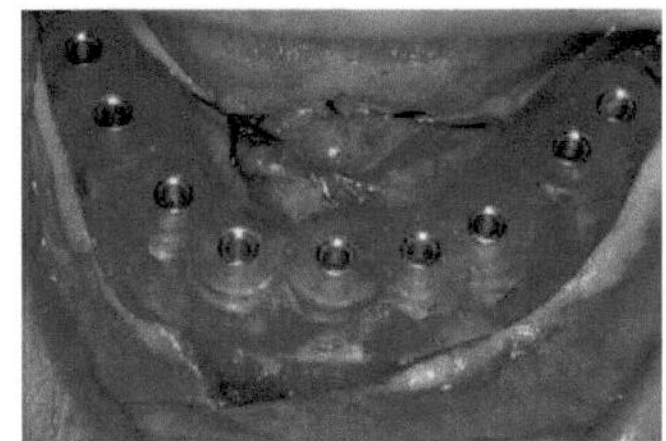

O desenho das guias cirúrgicas contém casquilhos metálicos ou não contém casquilhos metálicos. Os casquilhos metálicos na guia cirúrgica requerem um espaço mesiodistal mais amplo e provocam o sobreaquecimento do osso durante a perfuração devido a uma irrigação salina inadequada no local da cirurgia. É possível obter um espaço mesiodistal mais pequeno utilizando um design de casquilho personalizado (sem casquilhos metálicos, casquilhos abertos ou fechados). Num casquilho aberto, uma ranhura está localizada no lado vestibular ou lingual. Isto reduz o espaço interarcos, o que minimiza o calor ósseo, permitindo que a irrigação salina caia diretamente sobre a broca. Os avanços no esforço digital tornarão a guia cirúrgica concebida com casquilhos mais fácil e menos dispendiosa, utilizando tubos de guia não metálicos.[35, 36]

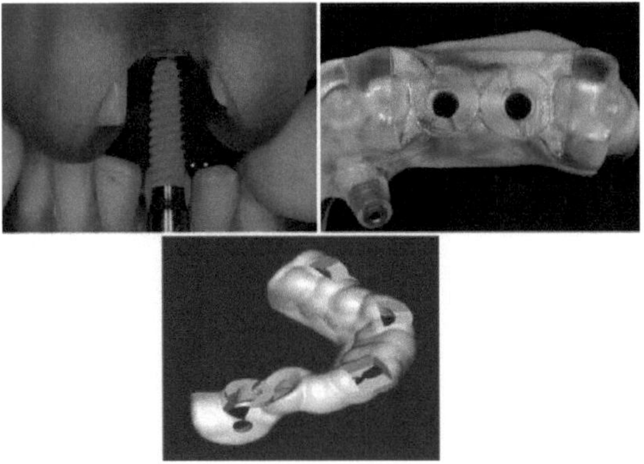

Conceção de mangas no guia cirúrgico.
(a) Manga metálica; b) Manga não metálica; c) Manga aberta personalizada

Quando os dentes estão presentes, a elevada radiopacidade cria contornos pouco nítidos e as bases estereolitográficas não podem ser contornadas com precisão. Isto é ainda mais crítico quando estão presentes restaurações contendo metal, tais como coroas, e a dispersão grave

oculta os contornos. Do mesmo modo, as superfícies de tecidos moles são

normalmente difíceis de visualizar em imagens de TAC. No entanto, a visualização

dos rebordos é possível através do fornecimento de um modelo escanográfico

contendo uma base radiopaca. Esta abordagem é mais adequada para casos edêntulos:

um duplicado da prótese é processado com um meio radiopaco para que a base seja

visível, representando os tecidos moles. Assim, as guias cirúrgicas podem ser

suportadas por tecidos moles e as incisões podem ser evitadas, tendo em conta que a

estabilidade da mucosa é inferior à do osso. As guias cirúrgicas também podem ser

fabricadas

para vários implantes maxilofaciais, como os implantes pterigóides ou zigomáticos,

onde o acesso e a visualização são difíceis. Por último, uma orientação cirúrgica

semelhante é aplicável ao domínio médico, como a fusão de vértebras, em que são

necessárias osteotomias precisas para evitar estruturas vitais.

Um método semelhante utiliza impressoras 3D para fabricar guias, em vez de

estereolitografia. É também utilizado um polímero de qualidade médica para fabricar

guias camada a camada. Estas impressoras estão mais facilmente disponíveis, com

potencial para serem instaladas em laboratórios ou consultórios dentários. A

abordagem adoptada pela i-dent Imaging (Fort Lauderdale, Flórida) é que o software

importa dados de TC, fornece planeamento virtual de implantes e é capaz de exportar

um arquivo informático para uma impressora 3D. O processo requer uma tomografia

computorizada do paciente com uma guia escanográfica colocada, bem como a

digitalização do aparelho. Esta guia, feita pelo técnico de prótese dentária, deve conter

pontos de referência de guta-percha simplesmente inseridos no acrílico no final da preparação da guia. O objetivo da dupla digitalização é fazer corresponder os dados do paciente a uma guia escanográfica precisa, que é depois utilizada para transmitir informações à impressora 3D. A impressão tridimensional tem a vantagem de ser financeiramente acessível aos laboratórios dentários. Os técnicos podem tornar-se parte integrante da equipa de implantes, estando envolvidos no planeamento, na preparação da guia e no fabrico da prótese após a colocação do implante. [79]

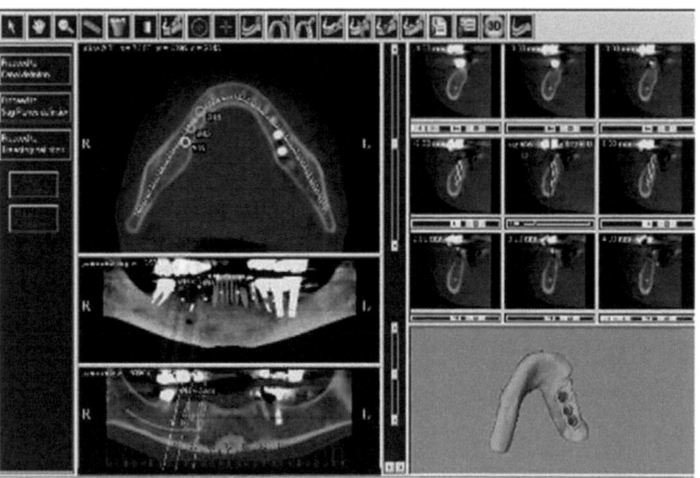

Utilização de impressão tridimensional para o fabrico de guias. Após a digitalização dupla do paciente e da guia, os dados foram importados e o planeamento do implante foi efectuado utilizando software. A guia cirúrgica virtual é imediatamente visível para verificação antes do fabrico.

Em contraste com os sistemas descritos anteriormente, os métodos alternativos (Compu-Guide, Implant Logic Systems, Cedarhurst, N.Y.; e CADImplant, Burlington, Massachusetts) utilizam a perfuração de guias.[102] O método requer a incorporação de marcadores metálicos em locais específicos da guia escanográfica que, por conseguinte, têm de ser fornecidos pelo fabricante. Quando as guias são devolvidas e utilizadas durante o exame de TC, o dentista

cria um plano cirúrgico utilizando um software (SimPlant, CSI-Materialise, Leuven, Bélgica) de uma forma tradicional. O dentista devolve então o plano, o modelo e o modelo escanográfico para conversão do modelo na guia cirúrgica. Para conseguir a transferência do plano, o modelo é colocado numa máquina de fresagem controlada por computador, que faz corresponder os pontos de referência fiduciais às respectivas imagens digitalizadas por TC. O plano é então transferido para a guia utilizando a prensa de perfuração acionada por computador. Em seguida, são adicionadas mangas de guia metálicas para uma orientação ideal das brocas cirúrgicas. Neste sistema, é fabricado apenas um modelo, mas as guias de perfuração com diâmetros incrementais são inseridas sequencialmente nos cilindros principais receptores. Devido à capacidade de a guia assentar em dentes naturais, este método pode ser aplicado a pequenos espaços edêntulos. Se for necessária uma maior estabilidade quando estão presentes poucos ou nenhuns dentes, pode ser adicionado um sistema de fixação afastado dos locais dos implantes. Finalmente, a guia cirúrgica pode ser convertida numa restauração provisória para casos de carga imediata. Uma técnica semelhante foi descrita por Fortin et al.,[103,104] , que colocaram tubos de referência na guia escanográfica. Após a digitalização e o planeamento, o modelo também é posicionado numa mesa de perfuração acionada por computador para modificar o aparelho num guia cirúrgico preciso.

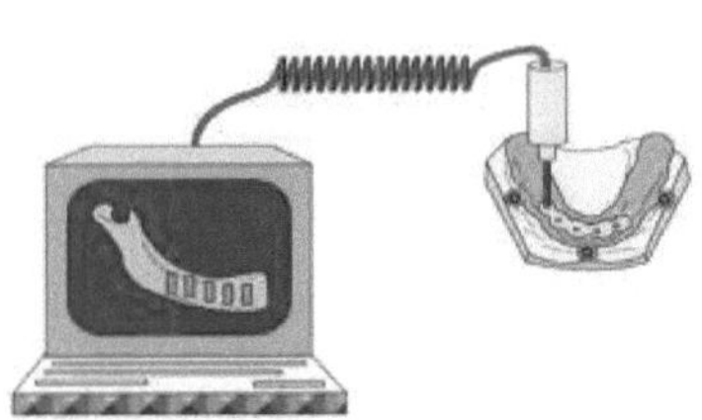

O modelo escanográfico é reposicionado no modelo e registado utilizando marcadores fiduciais. Um computador controla as angulações da mesa para reproduzir o planeamento e converter o modelo num guia cirúrgico preciso.

Etapa 4: Procedimento cirúrgico

Para uma abordagem estática assistida por computador

Antes do procedimento, a guia cirúrgica é colocada na boca. Tem de ser adaptada com precisão e estabilizada nos tecidos moles ou nos dentes através de um índice. Segue-se uma abordagem com ou sem retalho. No entanto, a segunda abordagem tem muitas vantagens com uma menor quantidade de perda óssea, preservando a papila, e melhora os efeitos estéticos após a cirurgia.[105] O procedimento cirúrgico que utiliza este guia segue sistemas total ou parcialmente guiados para a colocação de implantes. O primeiro sistema é utilizado habitualmente e inclui a preparação da osteotomia com a colocação do implante utilizando guias ou modelos cirúrgicos. No segundo sistema, apenas a preparação da osteotomia é efectuada utilizando modelos cirúrgicos e os implantes são colocados à mão livre. Os resultados da 5ª Conferência de Consenso da Equipa Internacional de Implantologia concluíram "que os protocolos totalmente guiados tiveram um desempenho mais preciso em comparação com os sistemas parcialmente guiados".[60] Alguns sistemas requerem guias cirúrgicas em série para lidar com sequências de brocas consecutivas ou uma única guia cirúrgica com diferentes brocas ajustáveis inseridas durante a cirurgia.

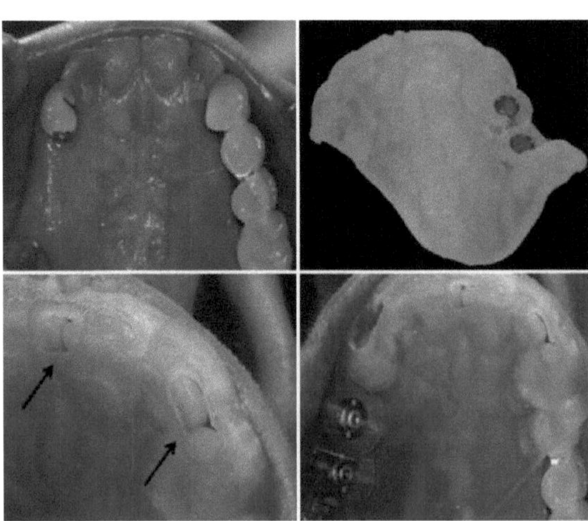

Colocação correta da guia estereolitográfica utilizando o índice na abordagem guiada estática

Para uma abordagem de navegação dinâmica

Os sistemas de navegação, originalmente desenvolvidos em neurocirurgia, estão agora disponíveis para facilitar os procedimentos de colocação de implantes dentários durante a cirurgia. A proximidade do campo cirúrgico e os acessos difíceis impulsionam a necessidade de orientação por computador em aplicações médicas, e a colocação de implantes dentários pode beneficiar destas tecnologias, oferecendo uma avaliação peroperatória em 3D das osteotomias.[72] Os sistemas de navegação de implantes baseiam-se em imagens de CBCT em combinação com posicionamento ótico, o que ajuda na colocação precisa de implantes dentários. Utilizando software de planeamento pré-operatório e visualização em tempo real, a profundidade e a trajetória da sequência de perfuração podem ser efectuadas de acordo com as especificidades da posição pré-planeada. Foi demonstrado que os sistemas de navegação evitam danos nos dentes adjacentes e nas estruturas vitais, como o nervo alveolar inferior.[71] A abordagem de navegação dinâmica requer uma coordenação precisa e contínua entre o paciente, os dados de imagem e os instrumentos cirúrgicos. O sistema de navegação consiste em estereovisão com câmaras de luz natural em vez de díodo emissor de luz infravermelha. Utiliza matrizes passivas ou activas de tecnologias ópticas.[106] As matrizes utilizam a luz reflectida emitida por uma fonte de luz, que acompanha as câmaras estéreo para obter imagens do procedimento cirúrgico. À semelhança das técnicas descritas anteriormente, é necessária uma tomografia computorizada. A guia escanográfica inclui marcadores fiduciais para cruzar as posições dos maxilares com a tomografia computadorizada, e o planeamento virtual do implante é efectuado através de software. Os marcadores fiduciais são utilizados como índice para um guia cirúrgico e colocação de implantes. O local da cirurgia é registado com câmaras, com matrizes posicionadas extra-oralmente. Isto permite que a câmara estéreo controle os movimentos em tempo real da broca e a colocação do implante através de imagens 3D do paciente.[107,108] Para a cirurgia, a peça de mão está equipada com um dispositivo de posicionamento 3D, como digitalizadores electromagnéticos ou díodos emissores de luz. São também necessários marcadores extra-orais ligados à guia cirúrgica, para que o computador possa analisar as posições do maxilar e da peça de mão entre si. A reavaliação contínua das localizações e a correspondência com os dados da tomografia computadorizada durante a cirurgia permitem a visualização das osteotomias e a comparação do planeamento e da perfuração. Alguns sistemas informáticos estão equipados com avisos sonoros ou visuais quando as osteotomias se desviam do planeamento ou quando uma estrutura vital está prestes a ser introduzida. A investigação está a mostrar que esta abordagem, embora complexa, pode produzir resultados favoráveis, talvez na ordem dos 0,5 mm.[25,109]

Os principais componentes de um sistema de navegação dinâmica incluem a fixação do maxilar do doente, a fixação da peça de mão e um sistema constituído por uma câmara, uma luz emissora posicionada na parte superior, um computador e um sensor.[107] Durante a cirurgia, a guia cirúrgica é fixada. Pode seguir-se uma abordagem com retalho aberto ou sem retalho, dependendo da espessura do tecido queratinizado.[110] A sequência de perfuração convencional é utilizada para a preparação da osteotomia.[107] Quando a broca de perfuração estiver de acordo com a posição planeada do implante, o procedimento é realizado e o implante é colocado. Toda a cirurgia envolve a visão direta no ecrã do computador, controlando assim a direção e a profundidade da colocação do implante.[111] Isto proporciona um efeito de seguimento do movimento real da cirurgia [Figura 5]. Os sistemas de navegação habitualmente utilizados são o DenX Image Guided Implantology, o X-Guide Dynamic 3D Navigation, o Navident e o Inliant.[68]

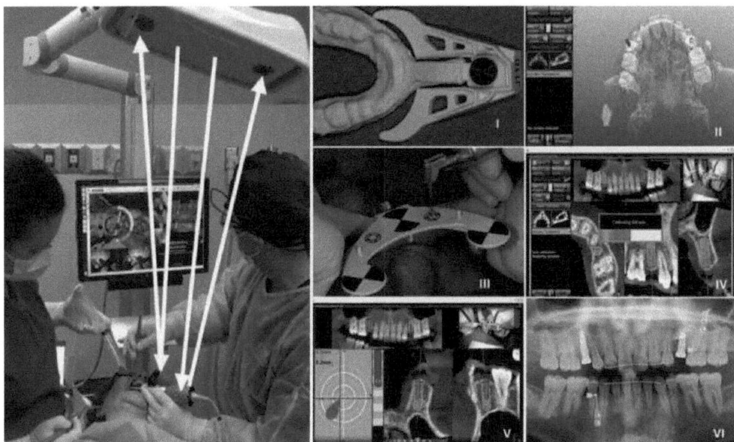

Sistema de navegação dinâmico.

(a) Componentes: Fixação da mandíbula do paciente, fixação da peça de mão e um sistema constituído por uma câmara, luzes emissoras azuis suspensas, computador e sensor;

(b) Procedimento cirúrgico: I- Fixação do stent termoplástico com os restantes dentes da arcada utilizando o marcador radiográfico; II-Planeamento digital; III e IV- Planeamento pré-operatório; V- Perfuração da osteotomia através da visualização no ecrã; VI- Imagem pós-operatória após a colocação do implante[2]

A navegação cirúrgica de implantes dentários é comparável a um GPS que é composto por três componentes: (1) localizador (Satélite no Espaço), (2) instrumento ou sonda cirúrgica (ondas de rastreio emitidas pela unidade GPS), e (3) conjunto de dados de CBCT (Road Map).[112]

Existem atualmente dois tipos diferentes de sistemas de navegação: ópticos e electromagnéticos.

Com um sistema ótico, também designado por sistema de infravermelhos, os sensores de infravermelhos, juntamente com os reflectores de luz, são fixados à cabeça do doente e a uma sonda de mão para seguir a posição dos instrumentos no campo cirúrgico. Os sistemas electromagnéticos utilizam um campo eletromagnético e pontos de referência num dispositivo que é fixado à cabeça do doente e a um instrumento cirúrgico com fios. Ao colocar implantes com cirurgia de navegação, um protocolo generalizado inclui:

1. Fabrico de stents (modelos)

    - Um stent termoplástico é fabricado diretamente sobre os dentes do paciente.

2. Imagens de CBCT

    - O doente é examinado com o stent pré-fabricado, juntamente com marcadores fiduciais para cruzar as posições dos maxilares com o exame de CBCT.

3. Planeamento do tratamento com implantes

    - O implante e a prótese são planeados com recurso a software de CBCT.

4. Cirurgia de implantes

    - Utilizando o processo de orientação dinâmica, a colocação do implante é concluída em tempo real. A peça de mão cirúrgica está equipada com um dispositivo de posicionamento 3D, como digitalizadores electromagnéticos19 ou díodos emissores de luz. São também necessários marcadores extra-orais ligados à guia cirúrgica, para que o computador possa analisar as posições do maxilar e da peça de mão entre si. A reavaliação contínua das localizações e a correspondência com os dados da tomografia computadorizada durante a cirurgia permitem a visualização das osteotomias e a comparação do planeamento e da perfuração.

Alguns sistemas informáticos estão equipados com avisos sonoros ou visuais quando as osteotomias se desviam das posições pré-planeadas ou quando uma estrutura vital está prestes a ser introduzida.

Estudos

Estudos de investigação demonstraram que esta abordagem, embora complexa, pode produzir resultados favoráveis na ordem dos 0,5 mm. [25,109] Outros estudos demonstraram que a cirurgia guiada com guias CAD/CAM pode alcançar uma precisão consistente dentro de 1 mm da localização planeada do implante na entrada e 5 graus da angulação pretendida.

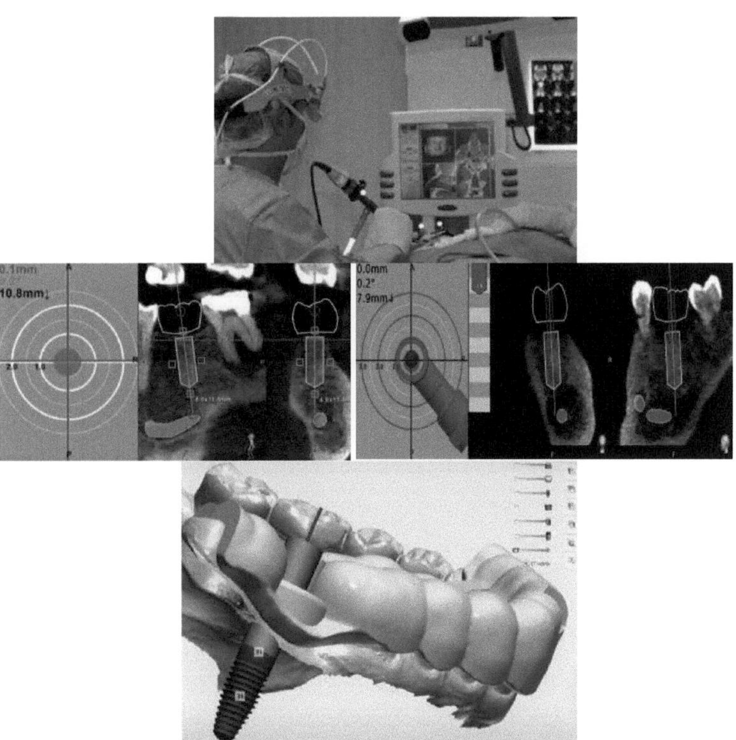

Cirurgia de navegação. (A) Preparação para a cirurgia de navegação. (B e C) Plano de tratamento do implante. (D) Colocação final do implante.

Modelos empilháveis para restaurações provisórias (Immediate Smiles)

Levar a tecnologia gerada por TC para o nível seguinte envolve o fabrico de restaurações provisórias antes da inserção do implante. Em primeiro lugar, o plano de tratamento virtual é criado pelo implantodontista, seguido pelo fabricante que desenvolve as guias cirúrgicas estereolitográficas geradas por computador. Um laboratório dentário utiliza a guia cirúrgica e os moldes de diagnóstico articulados para fabricar próteses e provisórios. O implantodontista utiliza então a guia cirúrgica para colocar os implantes e os pilares. A prótese provisória (ou definitiva) é então colocada imediatamente após a colocação.[71]

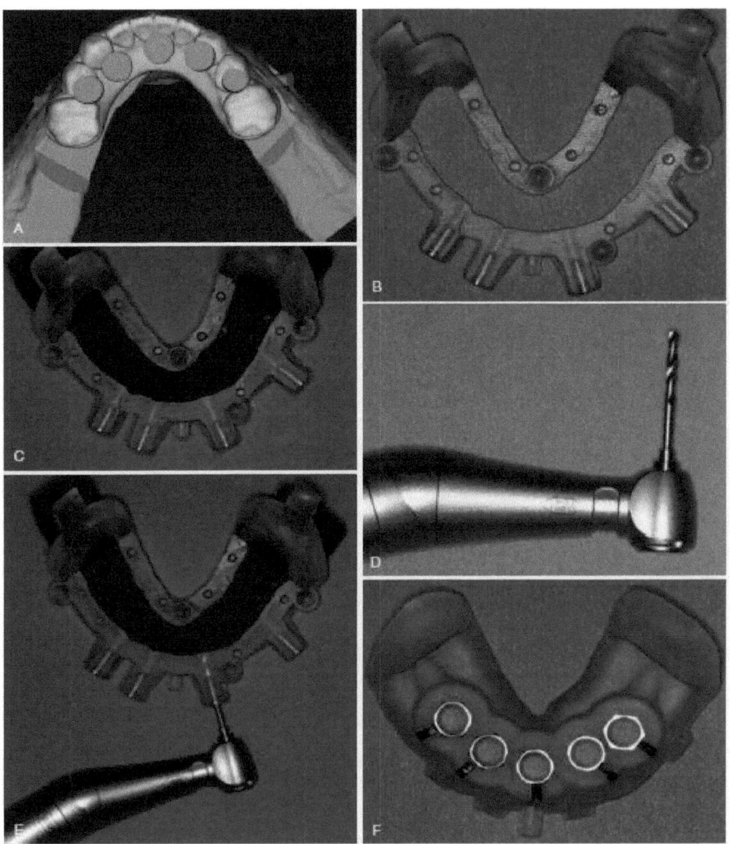

Guias empilháveis. (A) Plano de tratamento interativo. (B e C) Guia de redução empilhável. (D e E) Parafusos de fixação. (F) Guia de colocação de implantes.

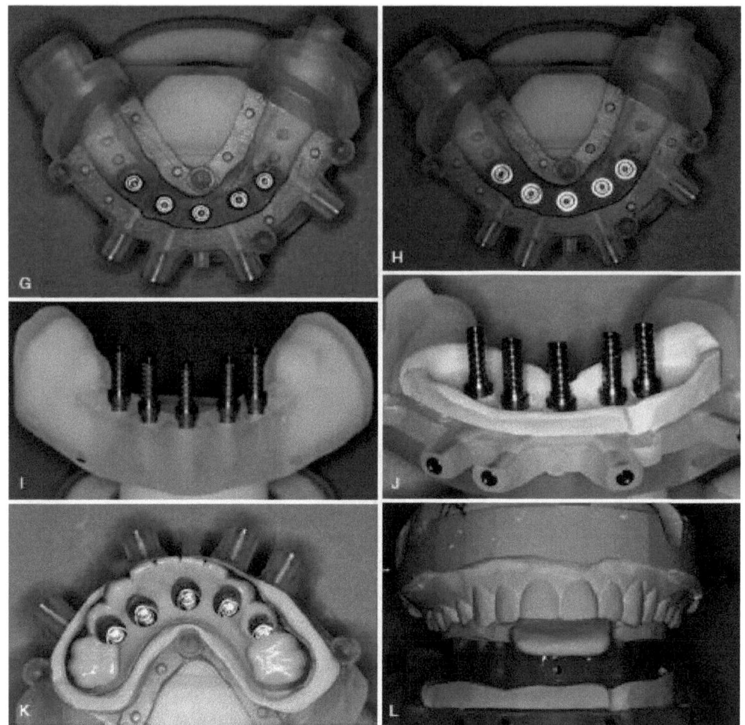

(G) Colocação do implante. (H) Pilares inseridos. (I) Pilar não encaixado. (J) Colocação da junta. (K e L) Provisório de polimetilmetacrilato. [71]

Um exemplo desta aplicação é comercializado com o nome IGI (Image Guided Implantology, DenX, Jerusalém, Israel). Para realizar uma cirurgia com este sistema, é necessário processar uma TAC na presença de um modelo escanográfico ligado a um dispositivo de registo de arcada fabricado. Os dados da TAC são então transferidos para um software personalizado e o planeamento dos implantes é efectuado utilizando implantes virtuais. Antes da cirurgia, o

O dispositivo de registo é reposicionado e é efectuado um processo de correspondência preliminar através da localização de marcadores radiopacos. Tanto o dispositivo de registo ligado ao doente como a peça de mão possuem díodos emissores de luz (LEDs)

que podem ser localizados no espaço através de câmaras de infravermelhos montadas por cima da cadeira dentária. Uma vez efectuado este registo, a cirurgia pode ser iniciada utilizando o corpo de referência para localizar o maxilar do paciente e

a peça de mão equipada com um díodo para localizar os movimentos do cirurgião. Um ecrã de computador apresenta o posicionamento da broca em tempo real nos planos mesiodistal, vestibulolingual e coronoapical (). Nos pacientes edêntulos, devem ser colocados implantes provisórios devido à necessidade de obter um guia de referência estável que contenha os marcadores. [79]

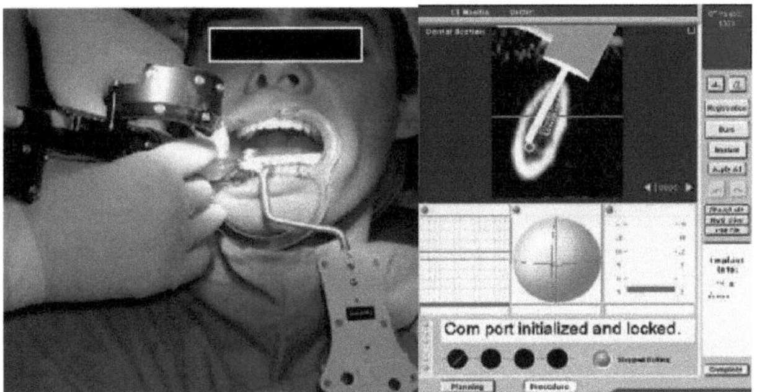

Cirurgia guiada por imagem. A, A peça de mão cirúrgica e a arcada do doente são registadas em tempo real, permitindo (B) a visualização e a comparação da perfuração com o pré-planeamento. Os desvios significativos são evitados através da utilização de um alarme ou do encerramento automático da peça de mão.

Outro sistema semelhante é o VirtualScope (Areall, Neuilly-sur-Seine, França), que possui um método de registo avançado que permite a eliminação de marcadores de posicionamento durante o exame de TC. A justificação para não utilizar pontos de referência radiopacos fiduciais no modelo escanográfico é que, embora seja possível fazer a correspondência entre os marcadores e a respectiva imagem de TC, uma pequena distorção ao seu nível pode tornar-se numa grave incompatibilidade à distância dos mesmos. Por exemplo, a posição coronal de um implante pode permanecer exacta, enquanto o seu vértice se encontra a 2 ou 3 mm da localização pretendida. Em vez disso, este sistema oferece uma captura 3D em tempo real da arcada através de uma sonda de ultra-sons. O mapeamento da imagem clínica pode ser combinado com os dados digitalizados por TC e atualizado continuamente, criando assim um registo preciso independente de um guia. As bandeiras são fixadas na peça de mão e na sonda de ultra-sons e a sua posição no espaço é localizada por dois conjuntos de câmaras acima do cirurgião. A TAC reformatada, o plano de implante e a posição real da broca são sempre visualizados através de óculos usados pelo cirurgião. Em versões futuras, um braço semirrígido também se ligará à peça de mão, de modo a que a posição e o ângulo sejam orientados pelo computador enquanto o cirurgião aplica a pressão. Além disso, será utilizada uma abordagem de registo semelhante para as radiografias periapicais. A posição do suporte da película será registada em relação a um espaço edêntulo. Serão tiradas várias películas em vários ângulos e o computador será capaz de criar uma vista 3D do local, eliminando assim a necessidade de um tomograma ou de uma TAC para restaurações de implantes de pequena dimensão. É interessante notar que este sistema está a ser desenvolvido para aplicações dentárias, mas também tem interesse para aplicações médicas, tais como para o ouvido, nariz e garganta ou neurocirurgia

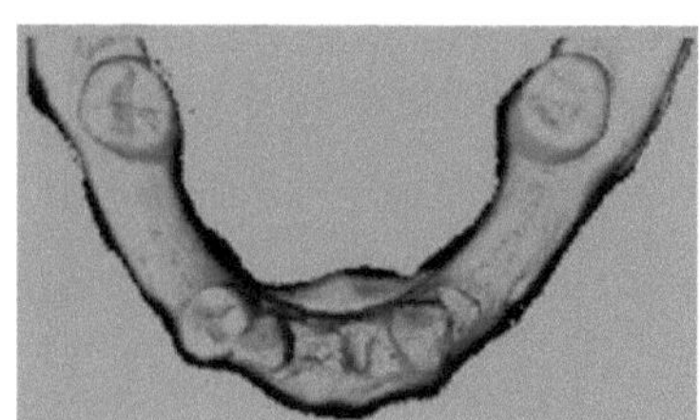

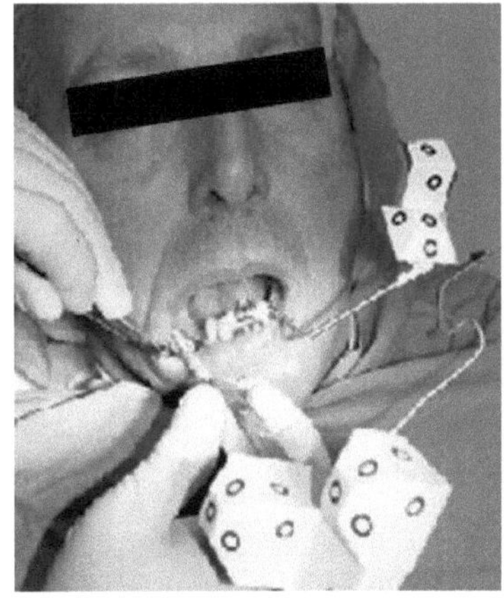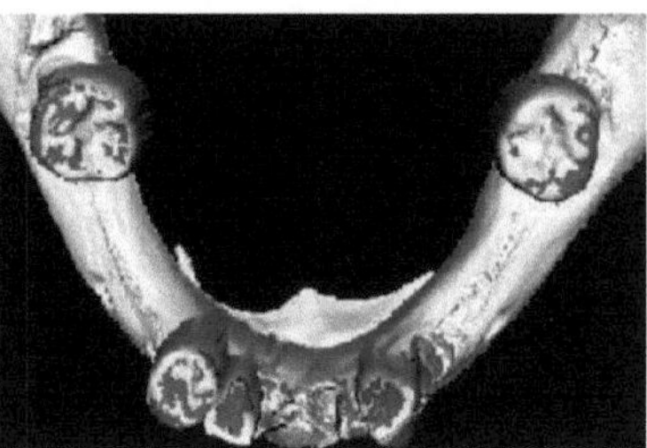

Cirurgia guiada por imagem (A) utilizando uma imagem ultra-sónica actualizada em tempo real da arcada do doente (B). C, Outras funções são semelhantes ao método descrito.

Outras metodologias semelhantes estão disponíveis, como o sistema relatado por Wanschitz et al.,[113] , no qual a peça de mão e a mandíbula são posicionadas por meio de LEDs. Na versão mais recente, o cirurgião usa um sistema de rastreamento ótico que permite a visualização simultânea do campo cirúrgico e do plano nos óculos.[114]

Estas promissoras tecnologias guiadas por computador estão atualmente em desenvolvimento, embora a maioria já seja comercializada. Os fabricantes reivindicam uma precisão inferior a 1 mm na entrada da osteotomia e um elevado controlo das angulações. Utilização do LED

Com base numa abordagem de localização e num sistema de rastreio, Wanschitz et al.[113] efectuaram um teste in vitro da precisão e concluíram que esta era inferior a 1 mm. São necessários mais estudos, mas a aplicação clínica está a começar e é provável que cresça rapidamente quando os custos forem reduzidos.

Estão em curso melhorias nestes guias cirúrgicos, em particular para o controlo do posicionamento coronoapical. Num desenvolvimento recente, Tardieu e Vrielinck[115] propuseram

uma modificação do primeiro método descrito. Estes novos modelos (SAFE, Materialise) são fixados à superfície óssea com parafusos de fixação. É utilizado apenas um modelo e os cilindros são substituídos. Este protocolo também inclui uma sequência limitada de brocas cirúrgicas especialmente concebidas com batentes, bem como suportes de implantes que permitem o controlo da profundidade de inserção. Por conseguinte, outra vantagem potencial dos modelos cirúrgicos CAD/CAM pode ser a eliminação de brocas de osteotomia sequenciais, porque a sua precisão exclui a necessidade de correção da angulação proporcionada por múltiplas osteotomias de alargamento. É necessária mais investigação porque as osteotomias com brocas únicas e maiores podem potencialmente sobreaquecer a superfície óssea.[79]

O planeamento e a colocação efectiva estão mais estreitamente relacionados em termos de posicionamento horizontal (mesiodistal e vestibulolingual) e angulação do implante. Foram encontrados resultados semelhantes utilizando um desenho de estudo pré-clínico para comparar guias cirúrgicos tradicionais modificados a partir de modelos escanográficos com SurgiGuides (Materialise). A osteotomia coronal foi melhorada de uma média de 1,5 para 0,9 mm, e a posição apical a 10 mm foi melhorada de 2,1 para 1 mm, e esta melhoria deveu-se a uma melhor angulação (de 8 para 4,5 graus). Uma nota importante é que as melhorias médias também foram acompanhadas por uma diminuição geral dos desvios padrão, revelando a minimização dos erros cirúrgicos.49 Noutra publicação, van Steenberghe et al.[116] avaliaram a colocação de implantes de zigoma com 45 mm de comprimento em cadáveres humanos. Registaram menos de 3 graus de desvio, e não mais do que uma discrepância de 2,7 mm no ápice. Fortin et al.[103] verificaram que o erro de transferência era inferior a 0,2 mm e 1,1 graus. Mais recentemente, Di Giacomo et al. relataram uma série de casos em que os pacientes foram submetidos a um exame de TC antes e depois da colocação do implante, utilizando o SurgiGuides. Verificaram que a colocação está, em média, a 7 graus do planeamento, com o ombro do implante a estar, em média, a 1,45 mm do planeamento.[79]

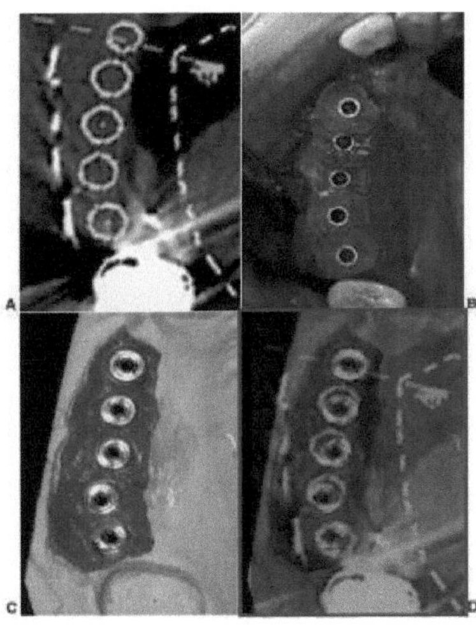

A, A colocação virtual do implante foi encaminhada para o fabrico de guias cirúrgicas.

B, A primeira guia cirúrgica contendo guias metálicas de 2 mm é seguida por guias idênticas com diâmetros mais largos.

C, Para comparação do planeamento e da execução, a impressão ao nível do implante foi sobreposta pelo plano de implante virtual A para criar a imagem

(D), demonstrando uma precisão clínica.

Sistemas digitais

Atualmente, são utilizados dois tipos de sistemas digitais na medicina dentária clínica: (1) sistemas de moldagem digital, e (2) sistemas CAD/CAM com software de orientação clínica.

Para o laboratório dentário, existe um espetro completo de tecnologia, incluindo scanners, fresadoras e unidades de protótipos rápidos. O laboratório de prótese dentária tem disponível uma tecnologia mais sofisticada que se baseia no fluxo de trabalho CAD/CAM de dados digitais, que são enviados pelo consultório dentário. Os dados são normalmente transmitidos eletronicamente ao laboratório de prótese dentária para serem utilizados em múltiplas aplicações, que podem incluir o fabrico de moldes de estudo, desenho protético, planeamento do tratamento com implantes e fabrico de restaurações. Depois de obter os dados da impressão digital, o laboratório pode converter a impressão digital num modelo analógico através das técnicas de fresagem ou de prototipagem rápida.

Atualmente, a maioria dos sistemas CAD/CAM requer um método direto de entrada de dados para a captura de condições intra-orais no software CAD. Estes sistemas utilizam uma câmara intra-oral digital ou um scanner para a aquisição de imagens diretamente na cavidade oral. Alguns sistemas CAD/CAM de consultório utilizam sistemas de câmara intra-oral para digitalizar modelos de gesso produzidos pelo médico através da técnica tradicional. No entanto, o objetivo do sistema de moldagem digital é substituir o método analógico tradicional de registo da condição intra-oral do doente através da técnica de moldagem tradicional.

A maioria destes sistemas digitais de impressão em consultório inclui o hardware para digitalização e o software para gestão dos dados do doente. As curvas de aprendizagem com os vários sistemas diferem ligeiramente, sendo fundamental a compreensão da modalidade de imagem específica do scanner individual (imagens

estáticas versus transmissão de vídeo).[71]

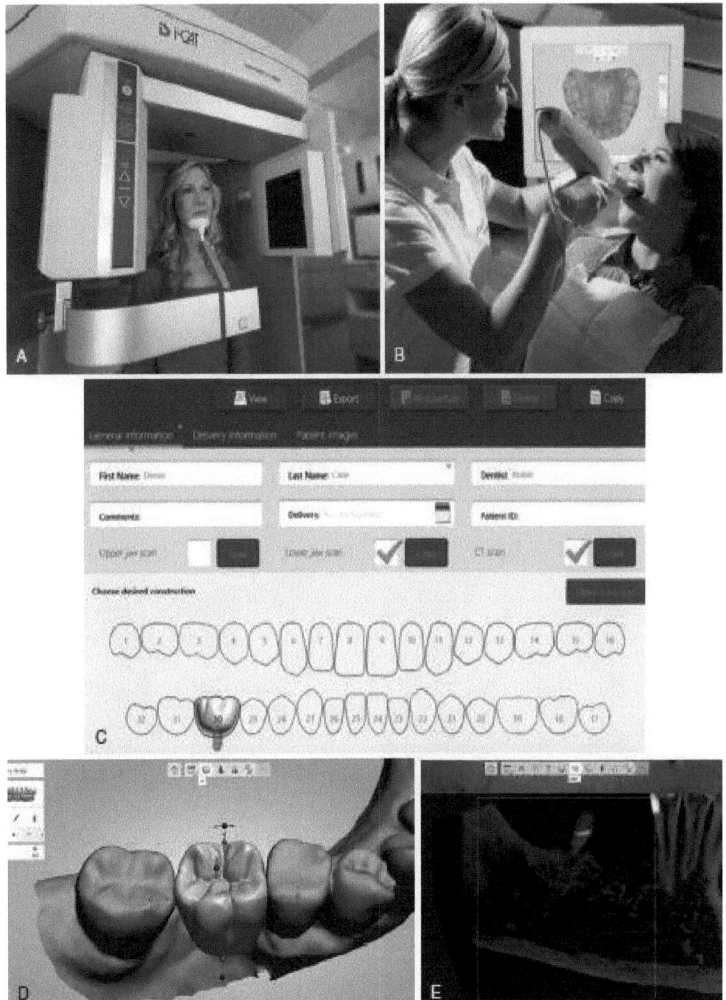

Integração da tomografia computorizada de feixe cónico (CBCT), digitalização e
software especializado para fabricar uma férula cirúrgica no consultório: (A e B) passo
1: carregar a digitalização CBCT + digitalização de superfície no estúdio de implantes,
(C) planeamento do tratamento com implantes, (D) desenvolvimento da prótese, (E)
verificação da posição do nervo,

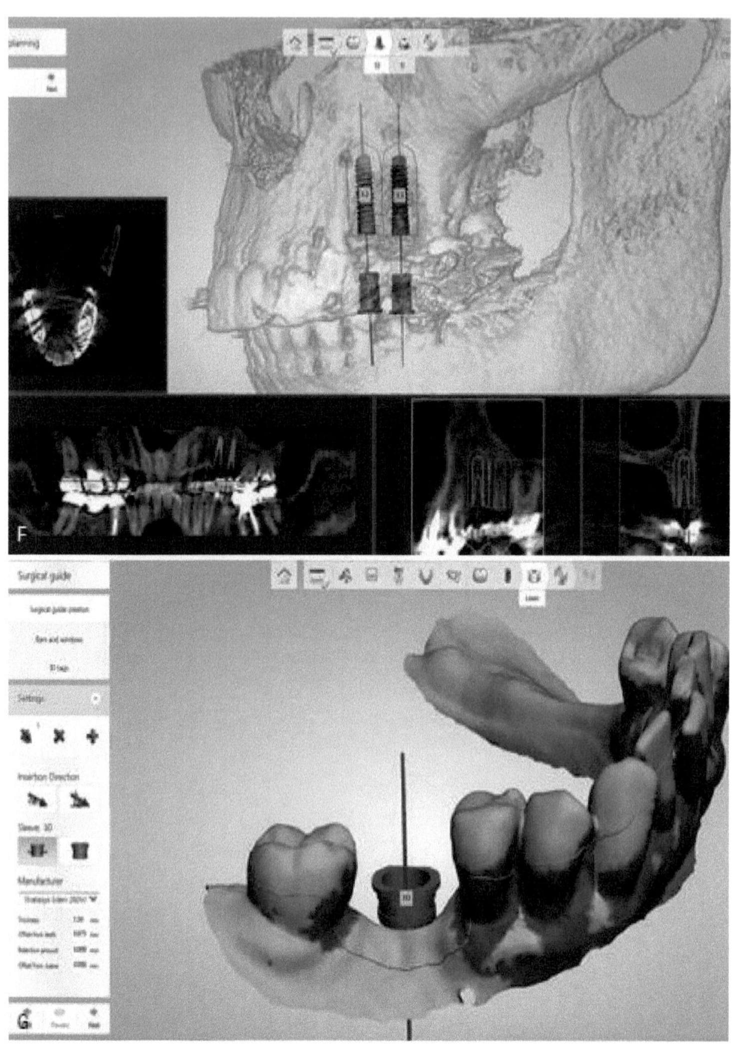

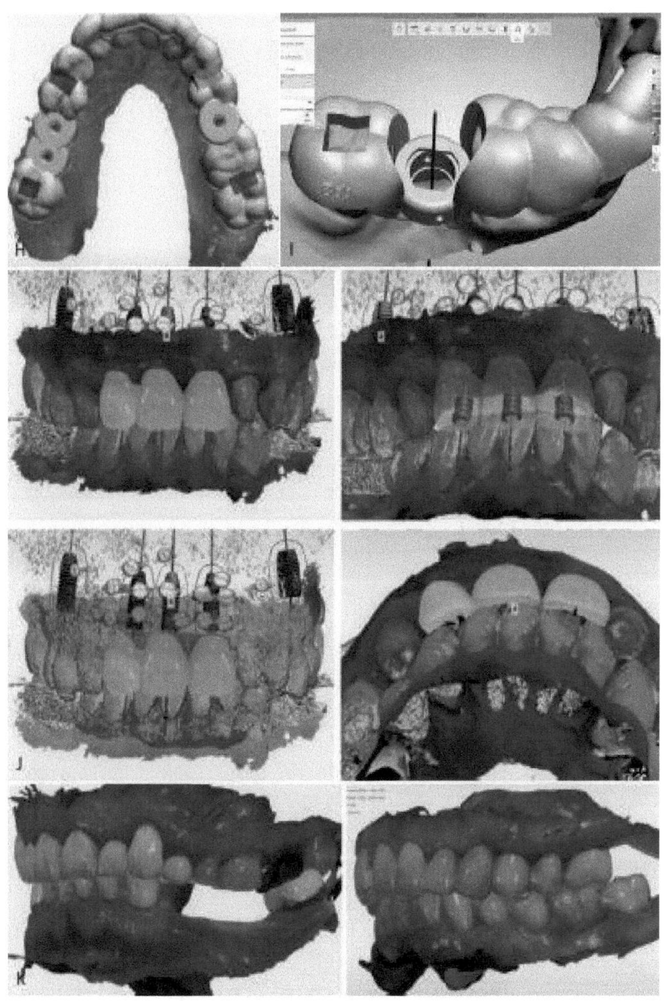

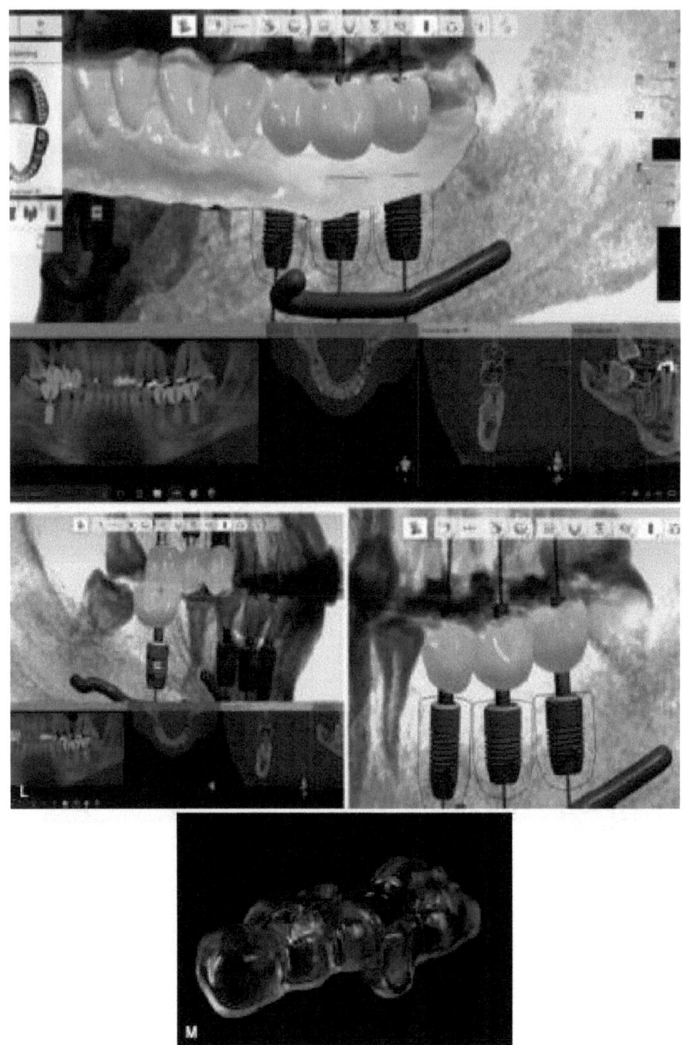

(F) posição final do implante, (G-I) desenvolvimento da guia, (J-L) plano final, e (M) modelo final.

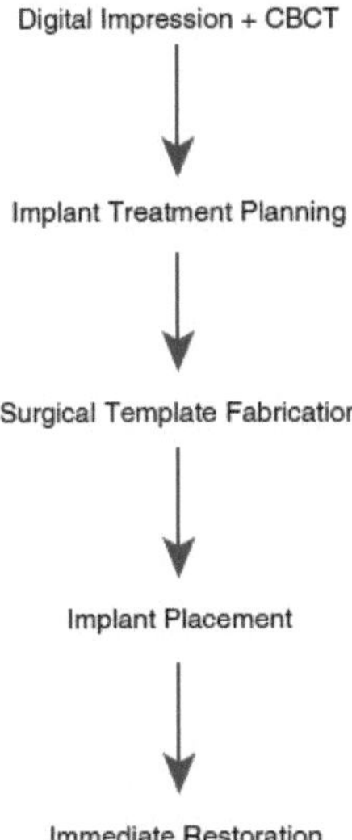

Protocolo de colocação/restauração imediata.

RESULTADOS VANTAJOSOS ESPERADOS

A abordagem convencional de colocação de implantes utiliza a cirurgia à mão livre ou uma guia cirúrgica feita em laboratório. Em comparação com os métodos estáticos ou de navegação, a abordagem à mão livre resulta em erros significativos aquando da colocação dos implantes.[107] É evidente uma maior precisão na posição apical e coronal do implante quando se utiliza o sistema estático assistido por computador, seguindo a profundidade de colocação correta. Resulta num menor desvio na posição crestal e apical (<2 mm) e na imprecisão da angulação (<5°).[117-119]

Por outro lado, a abordagem de navegação dinâmica tem mais vantagens pela sua precisão e rapidez, com a capacidade de ajustar a localização durante a cirurgia.[107] Em comparação com as abordagens à mão livre, é uma abordagem não invasiva que causa menos traumas e morbilidade e ajuda a manter uma melhor postura para o cirurgião

em atividade.[2]

COMPLICAÇÕES

As complicações encontradas durante a cirurgia de implantes guiados incluem complicações cirúrgicas e protéticas. Incluem também complicações precoces ou tardias. As complicações cirúrgicas podem resultar na quebra de uma guia cirúrgica intra-operatória [Figura 6], levar à alteração do plano cirúrgico ou à ausência de estabilidade primária com perda precoce do implante ou fratura da prótese, ou podem mesmo causar perturbações nervosas ao danificar estruturas anatomicamente vitais. Podem ocorrer complicações protéticas, como o desajuste da prótese e o afrouxamento do parafuso. Schneider et al.[120] explicaram várias falhas ou complicações que podem ocorrer durante ou após a cirurgia guiada [Tabela]. Tahmaseb et al.[121] explicaram que, utilizando a abordagem estática guiada por computador, as complicações cirúrgicas e protéticas ocorreram a uma taxa média de 13,3%. Menos complicações utilizando uma abordagem dinâmica podem incluir raramente o impacto do implante num nervo alveolar inferior ou em raízes dentárias adjacentes.[2]

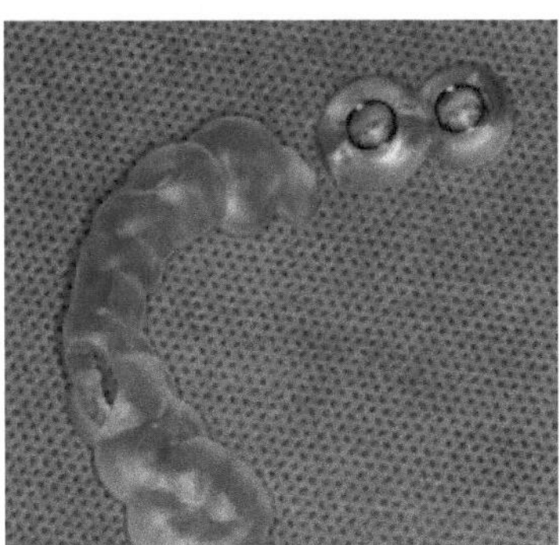

Fratura da guia cirúrgica durante o procedimento

Lista de complicações/falhas que podem ocorrer com a colocação de implantes assistida por computador[2]
Complicações cirúrgicas precoces/falhas
Acesso limitado
Fratura do gabarito
Deiscência óssea não prevista
Infeção
Dificuldades quando é necessário um aumento ósseo
Inserção de um implante mais largo, mais estreito ou mais curto do que o planeado
Falta de estabilidade do implante
Deficiência de tecidos moles
Fístula
Dor
Complicações/falhas protéticas precoces
Desajuste ou afrouxamento da prótese
Problema oclusal
Dificuldades na fala
Morder as bochechas
Complicações/falhas protéticas tardias
Afrouxamento do parafuso
Fratura ou desajuste da prótese
Desgaste oclusal
Infelicidade estética

Sobreaquecimento do osso

Devido às tolerâncias entre o tamanho da broca e os tubos da férula cirúrgica (ou seja, normalmente menos de 0,2 mm), resulta frequentemente numa irrigação inadequada. É imperativo utilizar o máximo de irrigação possível para evitar esta complicação.

1. Isto pode envolver a utilização de irrigação suplementar sob a forma de irrigação externa (ou seja, seringa curva monoject). Na maioria dos modelos, o aspeto facial pode ser alterado, o que permite a administração de solução salina adicional.[71]

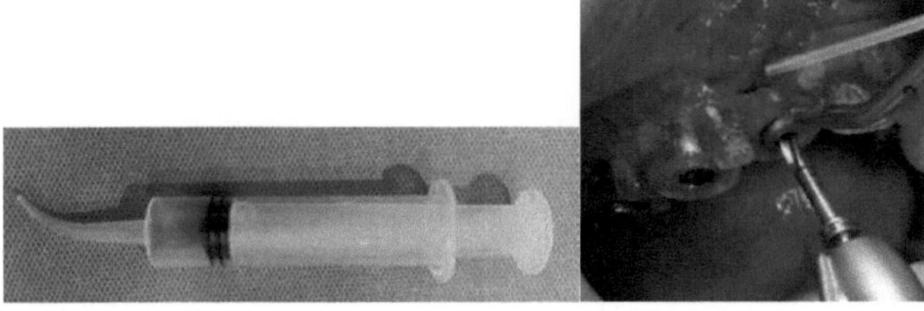

2. A preparação "Bone dance" é mais importante em osso de melhor qualidade (osso D1 ou D2). A dança do osso inclui a preparação da osteotomia num movimento de "bombagem", que permite a entrada de irrigação no tubo de moldagem e na osteotomia.[122]

3. Refrigerar a irrigação: Barrak et al.[123] demonstraram que o arrefecimento do fluido de irrigação a 10°C é um método seguro para a preparação do local do implante e perfuração através de uma guia de perfuração em termos de controlo da temperatura. Os resultados mostraram que não se registou um aumento médio da temperatura. Por conseguinte, o fluido de irrigação salino estéril pode ser armazenado num frigorífico antes dos procedimentos cirúrgicos.

Acesso inadequado

Pode existir uma complicação comum com as férulas cirúrgicas na colocação posterior de implantes. Uma vez que a maioria das brocas guiadas são mais compridas do que as brocas cirúrgicas normais, em muitos casos o médico pode não ter espaço interarcos suficiente para perfurar as osteotomias.

Para além disso, a maioria dos tubos utilizados nas férulas cirúrgicas têm aproximadamente 5 mm de altura, o que aumenta ainda mais a dificuldade de acesso à broca. Muitos fabricantes de gabaritos cirúrgicos podem fabricar acessos "bucais" ou "linguais" dentro dos guias, o que permite ao médico um maior acesso.[71]

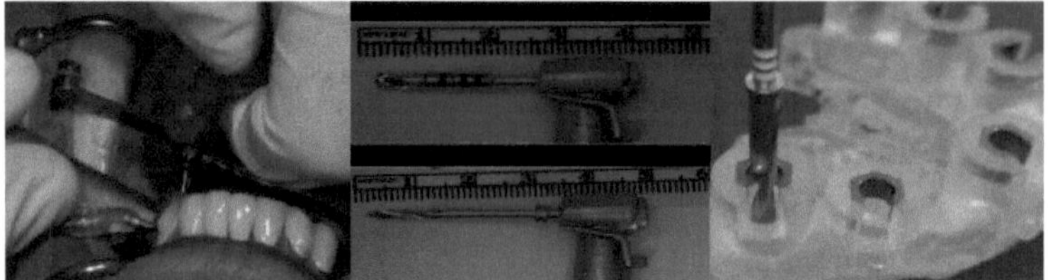

A) A colocação posterior do implante com um modelo de tomografia computorizada de feixe cónico (CBCT) limita o espaço disponível para acesso. (B) A broca cirúrgica padrão versus a broca guiada com limitador de profundidade é aproximadamente 10 mm mais comprida. Tubo de perfuração de acesso lateral. A broca cirúrgica é inserida a partir do acesso lateral, diminuindo assim a quantidade de espaço interoclusal em aproximadamente 5 mm. Isto permite uma colocação mais fácil do implante guiado posterior em casos de espaço interoclusal comprometido.

Dificuldade em arranjar lugares

Com guias suportadas por osso, muitos médicos podem ter dificuldade em assentar a férula devido à extensão da reflexão necessária. É imperativo que a férula assente completamente no osso e que nenhum tecido mole impeça o assentamento. Por conseguinte, a incisão e a reflexão devem ser previamente planeadas para acomodar o tamanho e a extensão periférica da férula cirúrgica[71]

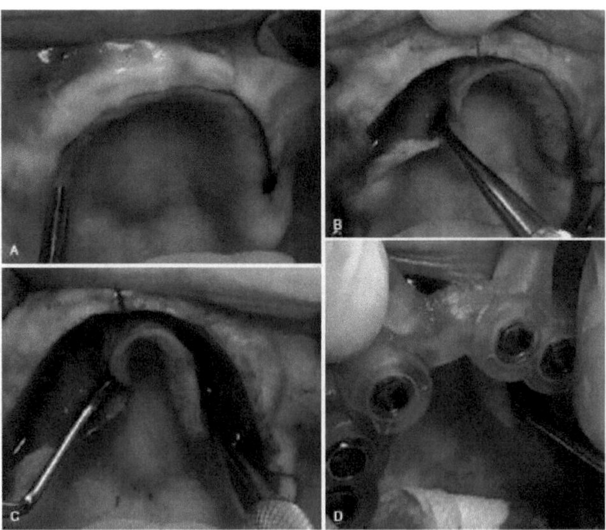

Dificuldade em sentar o gabarito. (A) Incisão. (B e C) Reflexo para acesso à colocação do gabarito.(D) Gabarito de assentamento sob o retalho de tecido mole.

<u>RESUMO</u>

A tecnologia digital é responsável pelo avanço mais inovador que a medicina dentária alguma vez viu. A possibilidade de obter uma réplica digital das estruturas orais e faciais para melhorar o diagnóstico e o planeamento do tratamento, juntamente com a utilização em tratamentos cirúrgicos e protéticos, mudou para sempre a implantologia dentária. As digitalizações ópticas dos dentes e dos tecidos moles podem ser combinadas com imagens CBCT 3D para aumentar ainda mais o âmbito da implantologia dentária. Estes avanços, tanto na tecnologia CAD/CAM como na ciência dos materiais dentários, estão a preparar o futuro para as aplicações da implantologia digital. Os sistemas digitais para a dentisteria CAD/CAM permitiram o fluxo de trabalho clínico e os resultados clínicos finais para a terapia de pacientes em dentisteria de implantes. À medida que os sistemas CAD/CAM continuam a evoluir, a investigação e as provas clínicas da eficácia da dentisteria CAD/CAM levarão a dentisteria de implantes para o nível seguinte.

CONCLUSÃO

O diagnóstico e o planeamento de implantes para casos complexos com limitações anatómicas e má qualidade óssea podem agora ser avaliados utilizando técnicas radiográficas sofisticadas. Embora o posicionamento preciso tenha sido reconhecido há muito tempo como um objetivo importante, a transferência de informações detalhadas para a fase cirúrgica tem sido, na melhor das hipóteses, uma tarefa difícil.

Mesmo o implante de um único dente também requer precisão de colocação, mesmo quando o diagnóstico é simples, deve ser utilizada uma guia cirúrgica para uma colocação precisa. Até há pouco tempo, não existia qualquer método para transferir com precisão uma posição ideal do implante para uma guia cirúrgica, especialmente se não fosse possível utilizar o longo eixo dos dentes de diagnóstico.

Para aperfeiçoar a orientação cirúrgica, foram aplicados desenvolvimentos inovadores em tecnologia de software e técnicas de fabrico para fabricar modelos de elevada precisão. Mais recentemente, foi introduzida a assistência à navegação cirúrgica pré-operatória, com potencial para uma aceitação mais alargada num futuro próximo. Estas tecnologias permitem um posicionamento mais preciso dos implantes, garantindo a transferência do planeamento do implante para o campo cirúrgico e forçando as brocas cirúrgicas a uma posição estável. Estas tecnologias também abrem caminho a novas técnicas cirúrgicas, como as osteotomias sem retalho, melhorando simultaneamente o tempo operatório.

Os modelos cirúrgicos e a orientação adquiriram uma nova dimensão com a integração da tecnologia CAD/CAM e da cirurgia guiada por computador. Com o advento da tomografia computorizada de feixe cónico de baixa radiação, agora disponível em pequenas unidades práticas, o acesso aos dados de TC é simplificado e, por sua vez, o diagnóstico avançado e o fabrico de guias cirúrgicos CAD/CAM tornam-se mais realistas. A precisão foi melhorada e a incerteza e o tempo cirúrgico foram reduzidos, abordando assim reabilitações complexas com maior confiança. Além disso, o posicionamento previsível permite um melhor resultado protético, simplificando a seleção do pilar e evitando o fabrico laboratorial complexo quando é necessário corrigir o desalinhamento. Além disso, estão a surgir novas técnicas que podem permitir a preparação da prótese final antes da colocação do implante. A orientação precisa é crucial para uma reconstrução tão complexa, de modo a que seja efectuada uma adaptação mínima após a cirurgia. É provável que as futuras melhorias técnicas permitam aos dentistas aceder a estas tecnologias, controlando os custos, reduzindo o tempo cirúrgico e minimizando as etapas de restauração.

Estas promissoras tecnologias guiadas por computador estão atualmente em desenvolvimento, embora a maioria já seja comercializada. Os fabricantes alegam uma precisão inferior a 1 mm na entrada da osteotomia e um elevado controlo das angulações, utilizando a abordagem de localização por LED e um sistema de rastreio. São necessários mais estudos, mas a aplicação clínica está a começar e é provável que cresça rapidamente quando os custos forem reduzidos.

BIBLIOGRAFIA

1. Shotwell JL, Billy EJ, Wang HL, Oh TJ. Fabrico de guias cirúrgicos de implantes para pacientes parcialmente edêntulos. The Journal of prosthetic dentistry. 2005 Mar 1;93(3):294-7.

2. Kalaivani G, Balaji VR, Manikandan D, Rohini G. Expectativa e realidade do protocolo de cirurgia de implantes guiada utilizando um sistema de navegação estático e dinâmico assistido por computador no cenário atual: Revisão da literatura baseada em evidências. Jornal da Sociedade Indiana de Periodontologia. 2020 Set 1;24(5):398-408.

3. Ramasamy M, Raja R, Narendrakumar R. Guias cirúrgicos de implantes: Do passado ao presente. Journal of Pharmacy and Bioallied Sciences. 2013 Jun 1;5(Suppl 1):S98-102.

4. D'Souza KM, Aras MA. Tipos de guias cirúrgicos de implantes em odontologia: uma revisão. Journal of oral Implantology. 2012 Oct 20;38(5):643-52.

5. Yeung M, Abdulmajeed A, Carrico CK, Deeb GR, Bencharit S. Exatidão e precisão de guias cirúrgicos de implantes impressos em 3D com diferentes sistemas de implantes: Um estudo in vitro. O Jornal de odontologia protética. 2020 Jun 1;123(6):821-8.

6. A Academia de Prótese Dentária. O glossário de termos protéticos: nona edição. *J Prosthet Dent*. 2017; 117(5S): e1-e105.

7. Sharma D, Arora H. Guiding Implants the Virtual Way (Guiar implantes de forma virtual). Jornal Nacional de Investigação Integrada em Medicina. 2017 May 1;8(3).

8. Parel SM, Funk JJ. A utilização e o fabrico de um guia cirúrgico auto-retido para a colocação controlada de implantes: uma nota técnica. Jornal Internacional de Implantes Orais e Maxilofaciais. 1991 Jun 1;6(2).

9. Engelman MJ, Sorensen JA, Moy P. Colocação óptima de implantes osseointegrados. The Journal of prosthetic dentistry. 1988 abril 1;59(4):467-73.

10. Ku YC, Shen YF. Fabrico de um stent radiográfico e cirúrgico para implantes com um formador de vácuo. O Jornal de Medicina Dentária Protética. 2000;2(83):252-3.

11. Atsu SS. Um guia cirúrgico para a colocação de implantes dentários em regiões posteriores edêntulas. O Jornal de Medicina Dentária Protética. 2006 Ago 1;96(2):129-33.

12. Stumpel LJ. Deformação de guias cirúrgicos produzidos estereolitograficamente: um relatório de uma série de casos observacionais. Dentisteria de implantes clínicos e investigação relacionada. 2012 Jun;14(3):442-53.

13. Barnea E, Alt I, Kolerman R, Nissan J. Precisão de um sistema de orientação de implantes por computador baseado em laboratório. Oral Surgery, Oral Medicine, Oral Pathology, Oral Radiology, and Endodontology. 2010 May 1;109(5):e6-10.

14. Sarment DP, Sukovic P, Clinthorne N. Precisão da colocação de implantes com um guia cirúrgico estereolitográfico. Jornal Internacional de Implantes Orais e Maxilofaciais. 2003 Jul 1;18(4).

15. Parel SM, Triplett RG. Imagens interactivas para planeamento de implantes, colocação e construção de próteses. Jornal de cirurgia oral e maxilofacial. 2004 Sep 1;62:41-7.

16. Wittwer G, Adeyemo WL, Schicho K, Birkfellner W, Enislidis G. Comparação clínica prospetiva e aleatória de 2 sistemas de navegação para implantes dentários. *Int J Oral Maxillofac Implants*. 2007;22(5):785-790.

17. Casap N, Wexler A, Persky N, Schneider A, Lustmann J. Cirurgia de navegação para implantes dentários: avaliação da exatidão do sistema de implantologia guiada por imagem. Jornal de cirurgia oral e maxilofacial. 2004 Sep 1;62:116-9.

18. Jacobs R, Adriansens A, Verstreken K, Suetens P, Van Steenberghe D. Previsibilidade de um sistema de planeamento tridimensional para cirurgia de implantes orais. Radiologia Dentomaxilofacial. 1999 Mar 1;28(2):105-11.

19. Besimo CE, Lambrecht JT, Guindy JS. Precisão do planeamento do tratamento com implantes utilizando tomografia computorizada reformatada guiada por modelos. Radiologia Dentomaxilofacial. 2000 Jan 1;29(1):46-51.

20. Fortin T, Champleboux G, Lormée J, Coudert JL. Colocação precisa de implantes dentários no osso utilizando guias cirúrgicos em conjunto com técnicas de imagiologia médica. Jornal de Implantologia Oral. 2000 Dec 1;26(4):300-3.

21. Almog DM, Torrado E, Meitner SW. Fabrico de guias de imagiologia e cirúrgicos para implantes dentários. The Journal of prosthetic dentistry. 2001 maio 1;85(5):504-8.

22. Meyer U, Wiesmann HP, Runte C, Fillies T, Meier N, Lueth T, Joos U. Avaliação da exatidão da inserção de implantes dentários e do tratamento protético através da navegação assistida por computador em minipigs. British Journal of Oral and Maxillofacial Surgery. 2003 Abr 1;41(2):102-8.

23. Widmann G, Widmann R, Widmann E, Jaschke W, Bale RJ. Precisão in vitro de uma nova técnica de registo e orientação para a produção de modelos guiados por imagem. Investigação clínica sobre implantes orais. 2005 Aug;16(4):502-8.

24. Choi M, Romberg E, Driscoll CF. Efeitos das dimensões variadas das guias cirúrgicas nas angulações dos implantes. The Journal of prosthetic dentistry. 2004 Nov 1;92(5):463-9.

25. Casap N, Wexler A, Persky N, Schneider A, Lustmann J. Cirurgia de navegação para implantes dentários: avaliação da exatidão do sistema de implantologia guiada por imagem. Jornal de cirurgia oral e maxilofacial. 2004 Sep 1;62:116-9.

26. Ewers R, Schicho K, Truppe M, Seemann R, Reichwein A, Figl M, Wagner A. Navegação assistida por computador em implantologia dentária: 7 anos de experiência clínica. Jornal de cirurgia oral e maxilofacial. 2004 Mar 1;62(3):329-34.

27. Giacomo GA, Cury PR, de Araujo NS, Sendyk WR, Sendyk CL. Aplicação clínica de guias cirúrgicos estereolitográficos para colocação de implantes: resultados preliminares. Journal of periodontology. 2005 Abr;76(4):503-7.

28. Pramono C. Técnica cirúrgica para obtenção do paralelismo de implantes e medição da discrepância em radiografia panorâmica. Journal of oral and maxillofacial surgery. 2006 maio 1;64(5):799-803.

29. Nickenig HJ, Eitner S. Fiabilidade da colocação de implantes após o planeamento virtual das posições dos implantes utilizando dados de TC de feixe cónico e modelos (guias) cirúrgicos. Jornal de Cirurgia Cranio-Maxilo-Facial. 2007 Jun 1;35(4-5):207-11.

30. Dreiseidler T, Neugebauer J, Ritter L, Lingohr T, Rothamel D, Mischkowski RA, Zöller JE. Precisão de um sistema integrado recentemente desenvolvido para o planeamento de implantes dentários. Investigação clínica sobre implantes orais. 2009 Nov;20(11):1191-9.

31. Park C, Raigrodski AJ, Rosen J, Spiekerman C, London RM. Precisão da colocação de implantes utilizando guias cirúrgicas de precisão com alturas oclusogengivais variáveis: um estudo in vitro. The Journal of prosthetic dentistry. 2009 Jun 1;101(6):372-81.

32. D'haese J, Van De Velde T, Komiyama AI, Hultin M, De Bruyn H. Precisão e complicações da utilização de guias cirúrgicos estereolitográficos concebidos por computador para reabilitação oral através de implantes dentários: uma revisão da literatura. Implantologia clínica e investigação relacionada. 2012 Jun;14(3):321-35.

33. Van Assche N, Vercruyssen M, Coucke W, Teughels W, Jacobs R, Quirynen M. Precisão da colocação de implantes assistida por computador. Investigação clínica sobre implantes orais. 2012 Oct;23:112-23.

34. Turbush SK, Turkyilmaz I. Precisão de três tipos diferentes de guias cirúrgicas estereolitográficas na colocação de implantes: um estudo in vitro. The Journal of prosthetic dentistry. 2012 Sep 1;108(3):181-8.

35. Kühl S, Zürcher S, Mahid T, Müller-Gerbl M, Filippi A, Cattin P. Precisão da cirurgia de implantes totalmente guiada vs. semi-guiada. Investigação clínica sobre implantes orais. 2013 Jul;24(7):763-9.

36. Park JM, Yi TK, Koak JY, Kim SK, Park EJ, Heo SJ. Comparação entre a fresagem de cinco eixos e a prototipagem rápida para modelos cirúrgicos de implantes. Jornal Internacional de Implantes Orais e Maxilofaciais. 2014 Abr 1;29(2).

37. Raico Gallardo YN, da Silva-Olivio IR, Mukai E, Morimoto S, Sesma N, Cordaro L. Comparação da precisão da cirurgia guiada para implantes dentários de acordo com o tecido de suporte: uma revisão sistemática e meta-análise. Clinical Oral Implants Research. 2017 May;28(5):602-12.

38. Henprasert P, Dawson DV, El-Kerdani T, Song X, Couso-Queiruga E, Holloway JA. Comparação da precisão da posição do implante utilizando guias cirúrgicas

fabricadas por técnicas aditivas e subtractivas. Jornal de Prostodontia. 2020 Jul;29(6):534-41.

39. Ashtiani RE, Ghasemi Z, Nami M, Mighani F, Namdari M. Precisão de guias cirúrgicos digitais estáticos para implantes dentários com base no sistema de guia: Uma revisão sistemática. Jornal de Estomatologia, Cirurgia Oral e Maxilofacial. 2021 Dec 1;122(6):600-7.

40. Wu D, Zhou L, Yang J, Zhang B, Lin Y, Chen J, Huang W, Chen Y. Precisão da navegação dinâmica em comparação com o guia cirúrgico estático para a colocação de implantes dentários. Revista internacional de odontologia de implantes. 2020 Dec;6:1-8.

41. Chai J, Liu X, Schweyen R, Setz J, Pan S, Liu J, Zhou Y. Precisão das guias cirúrgicas de implantes fabricadas com fresagem de controlo numérico computorizado para maxilares edêntulos: um ensaio clínico piloto. BMC Saúde Oral. 2020 Dec;20:1-2.

42. Oh KC, Shim JS, Park JM. Comparação in vitro entre guias cirúrgicos de implantes assistidos por computador impressos em 3D sem manga metálica e com manga metálica incorporada. Materiais. 2021 Jan 29;14(3):615.

43. Kessler A, Le V, Folwaczny M. Influência da posição do dente, altura da manga guiada, comprimento do suporte, métodos de fabrico e módulo E da resina na precisão in vitro das guias de implantes cirúrgicos numa situação de extremidade livre. Investigação clínica sobre implantes orais. 2021 Sep;32(9):1097-104.

44. Guentsch A, Sukhtankar L, An H, Luepke PG. Precisão e veracidade da colocação de implantes com e sem guias cirúrgicas estáticas: um estudo in vitro. O Jornal de odontologia protética. 2021 Sep 1;126(3):398-404.

45. Mangano FG, Admakin O, Lerner H, Mangano C. Inteligência artificial e realidade aumentada para planeamento de cirurgia de implantes guiada: uma prova de conceito. Journal of Dentistry. 2023 Jun 1;133:104485

46. Marques-Guasch J, Bofarull-Ballús A, Giralt-Hernando M, Hernández-Alfaro F, Gargallo-Albiol J. Dynamic implant surgery-an accurate alternative to stereolithographic guides-systematic review and meta-analysis. Dentistry Journal. 2023 Jun 8;11(6):150.

47. Lo Russo L, Guida L, Mariani P, Ronsivalle V, Gallo C, Cicciù M, Laino L. Efeito da tecnologia de fabrico na precisão dos guias cirúrgicos para cirurgia de implantes dentários. Bioengineering. 2023 Jul 24;10(7):875.

48. Fan S, Sáenz-Ravello G, Diaz L, Wu Y, Davó R, Wang F, Magic M, Al-Nawas B, Kämmerer PW. A precisão da colocação de implantes zigomáticos assistida por cirurgia dinâmica assistida por computador: uma revisão sistemática e meta-análise. Journal of Clinical Medicine. 2023 Aug 21;12(16):5418.

49. Lo Russo L, Pierluigi M, Zhurakivska K, Digregorio C, Lo Muzio E, Laino L. Precisão tridimensional de guias cirúrgicos para cirurgia de implantes assistida por computador estático: uma revisão sistemática. Prosthesis. 2023 Sep 4;5(3):809-25.

50. Wang W, Yu X, Wang F, Wu Y. Eficácia clínica da cirurgia de implante zigomático assistida por computador: Uma revisão sistemática de escopo. O Jornal de Odontologia Protética. 2023 Nov 25.

51. Widmann G, Bale RJ. Precisão na cirurgia de implantes assistida por computador: Uma revisão. Int J Oral Maxillofac Implants 2006;21:305-13.

52. Pawar A, Mittal S, Singh RP, Bakshi R, Sehgal V. Um passo em direção à precisão: Uma revisão sobre modelos de guias cirúrgicos para implantes dentários. Int J Sci Stud 2016;3(11):262-266.

53. Kola MZ, Shah AH, Khalil HS, Rabah AM, Harby NM, Sabra SA, Raghav D. Modelos cirúrgicos para o posicionamento de implantes dentários; conhecimentos actuais e perspectivas clínicas. Revista nigeriana de cirurgia. 2015 Jan 1;21(1):1-5.

54. Akça K, Iplikçioğlu H, Cehreli MC. Um guia cirúrgico para o paralelismo mesiodistal exato de implantes na mandíbula edêntula posterior. J Prosthet Dent 2002;87:233-5.

55. Garber DA, Belser UC. Colocação de implantes orientada para a restauração com desenvolvimento do local gerado pela restauração. Compend Contin Educ Dent. 1995;16: 796, 798-802, 804.

56. Chackartchi, Tali & Romanos, Georgios & Parkanyi, Laszlo & Schwarz, Frank & Sculean, Anton. (2022). Redução de erros na cirurgia de implantes guiada para otimizar os resultados do tratamento. Periodontologia 2000. 88. 64-72.

57. Dyer PV, Patel N, Pell GM, Cummins B, Sandeman DR. A varinha de visualização ISG: Uma aplicação à cirurgia cervical atlanto-axial utilizando a osteotomia maxilar Le Fort I. Br J Oral Maxillofac Surg 1995;33:370-4.

58. Solomon W. The viewing wand - its introduction and uses. O jornal britânico de enfermagem de teatro: NATNews: o jornal oficial da Associação Nacional de Enfermeiros de Teatro. 1996 Jul 1;6(4):11-4.

59. Schlenzka D, Laine T, Lund T. Computer-assisted spine surgery (Cirurgia da coluna assistida por computador). European Spine Journal. 2000 Feb;9(Suppl 1):S057-64.

60. D'haese J, Ackhurst J, Wismeijer D, De Bruyn H, Tahmaseb A. Estado atual da arte da cirurgia de implantes guiada por computador. Periodontol 2000 2017;73:121-33.

61. Umapathy T, Jayam C, Anila BS, Ashwini CP. Visão geral dos guias cirúrgicos para terapia com implantes. J Dent Implant 2015;5:48-52.

62. Harris D, Buser D, Dula K, Grondahl K, Haris D, Jacobs R, et al. Diretrizes da E.A.O. sobre a utilização de imagens de diagnóstico em implantologia dentária. Um workshop de consenso organizado pela Associação Europeia de Osteointegração no Trinity College de Dublin. Clin Oral Implants Res 2002;13:566-70.

63. El Askary, Abd El Salam. Reconstructive Aesthetic Implant Surgery (Cirurgia de Implantes Estéticos Reconstrutivos). Vol. 2. Ames, Iowa: Blackwell Munksgaard; 2003. p. 33-4. 8.

64. Martins RJ, Lederman HM. Planejamento virtual e construção de guia cirúrgico prototipado em cirurgia de implante com enxerto ósseo de seio maxilar. Ata Cir Bras 2013;28:683-90.

65. Huh YJ, Choi BR, Huh KH, Yi WJ, Heo MS, Lee SS, et al. Estudo in-vitro sobre a exatidão de um stent guiado por TC de conceção simples para implantes dentários. Imaging Sci Dent 2012;42:139-46.

66. Brief J, Edinger D, Hassfeld S, Eggers G. Exatidão da implantologia guiada por imagem. Clin Oral Implants Res 2005;16:495-501.

67. Guias de exercícios para todos os casos: Surgi Guide Cookbook. Disponível em: http://www.materialisedental.com/materialise/view/en/2395185.SurgiGuide+dental+drill+guide+Cookbook.html.

68. Jung RE, Schneider D, Ganeles J, Wismeijer D, Zwahlen M, Hämmerle CH, *et al.* Aplicações de tecnologia informática em implantologia cirúrgica: Uma revisão sistemática. Int J Oral Maxillofac Implants 2009;24:92-109.

69. Tahmaseb A, Wismeijer D, Coucke W, Derksen W. Aplicações de tecnologia informática em implantologia cirúrgica: Uma revisão sistemática. Int J Oral Maxillofac Implants 2014;29:25-42.

70. Ozan O, Turkyilmaz I, Ersoy AE, et al. Precisão clínica de 3 tipos diferentes de guias cirúrgicos estereolitográficos derivados de tomografia computorizada na colocação de implantes. *J Oral Maxillofac Surg.* 2009;67(2):394-401.

71. Resnik R. Misch's Contemporary Implant Dentistry E-Book: E-Book de Implantodontia Contemporânea de Misch. Elsevier Ciências da Saúde; 2020 Jan 25.

72. Arfai NK, Kiat-Amnuay S. Guia radiográfico e cirúrgico para a colocação de implantes múltiplos. J Prosthet Dent 2007;97:310-2.

73. Stumpel LJ 3º. Colocação de implantes guiada com base em gesso: uma nova técnica. J Prosthet Dent. 2008;100:61-69.

74. Hebel MKS, Gajjar R. Bases anatómicas para a seleção e posicionamento de implantes. Em: Babbush C, ed. *Dental Implants: the Art and Science (Implantes dentários: a arte e a ciência)*. Philadelphia: WB Saunders; 2001:85-103.

75. Blustein R, Jackson R, Rotskoff K, Coy RE, Godar D. Utilização de material de tala na colocação de implantes. Int J Oral Maxillofac Implants. 1986;1:47-49.

76. Engelman MJ, Sorensen JA, Moy P. Colocação óptima de implantes osseointegrados. J Prosthet Dent. 1988;59:467-473.

77. Almog DM, Torrado E, Meitner SW. Fabrico de guias de imagiologia e cirúrgicos para implantes dentários. J Prosthet Dent. 2001;85:504-508.

78. Salem D, Mansour MH. Guias cirúrgicos para implantes dentários; uma nova classificação sugerida. J Dent Oral Health. 2019;6(104):1-8.

79. Misch CE. Contemporary Implant Dentistry-E-Book: Implantodontia Contemporânea-E-Book. Elsevier Ciências da Saúde; 2007 Nov 26.

80. Meitner SW, Tallents RH. Modelos cirúrgicos para colocação de implantes guiados proteticamente. J Prosthet Dent 2004;92:569-74.

81. Solow RA. Modelo radiográfico-cirúrgico simplificado para colocação de implantes múltiplos e paralelos. J Prosthet Dent 2001;85:26-9.

82. Pesun IJ, Gardner FM. Fabrico de um guia para avaliação radiográfica e colocação cirúrgica de implantes. J Prosthet Dent 1995;73:548-52.

83. Becker CM, Kaiser DA. Guia cirúrgico para colocação de implantes dentários. J Prosthet Dent 2000;83:248-51

84. Kopp KC, Koslow AH, Abdo OS. Colocação previsível de implantes com um modelo de diagnóstico/cirúrgico e imagens radiográficas avançadas. J Prosthet Dent 2003;89:611-5.

85. Naitoh M, Ariji E, Okumura S et al: Os implantes podem ser corretamente angulados com base em modelos cirúrgicos utilizados para implantes dentários osseointegrados? Clin Oral Implants Res 11:409-414, 2000

86. Jabero M, Sarment DP: Tecnologia avançada de orientação cirúrgica: uma revisão, Implant Dent 15:135-142, 2006.

87. Jacobs R, Adriansens A, Naert I et al: Predictability of reformatted computed tomography for pre-operative planning of endosseous implants, *Dentomaxillofac Radiol* 28:37-41, 1999.

88. Jacobs R, Adriansens A, Verstreken K et al: Predictability of a three-dimensional planning system for oral implant surgery (Previsibilidade de um sistema de

planeamento tridimensional para cirurgia de implantes orais), *Dentomaxillofac Radiol* 28:105-111, 1999.

89. Verstreken K, Van Cleynenbreugel J, Martens K et al: Um sistema de planeamento guiado por imagem para implantes orais endósseos, IEEE Trans Med Imaging 17:842-852, 1998.

90. Loubele M, Bogaerts R, Van Dijck E, Pauwels R, Vanheusden S, Suetens P, Marchal G, Sanderink G, Jacobs R. Comparação entre a dose de radiação efectiva dos scanners CBCT e MSCT para aplicações dentomaxilofaciais. Revista Europeia de Radiologia. 2009 Sep 1;71(3):461-8.

91. BouSerhal C, Jacobs R, Quirynen M, van Steenberghe D. Seleção de técnicas de imagiologia para o planeamento pré-operatório de implantes orais: Uma revisão da literatura. Clin Implant Dent Relat Res 2002;4:156-72

92. Vercruyssen M, Fortin T, Widmann G, Jacobs R, Quirynen M. Diferentes técnicas de cirurgia de implantes guiada estática/dinâmica: Modalidades e indicações. Periodontol 2000 2014;66:214-27.

93. Jacobs R, Quirynen M. Tomografia computorizada de feixe cónico dentária: Justificação para utilização no planeamento da colocação de implantes orais. Periodontol 2000 2014;66:203-13.

94. Johansson B, Friberg B, Nilson H. Implantes dentários planeados digitalmente e de carga imediata com próteses pré-fabricadas na reconstrução de maxilares edêntulos: Um estudo prospetivo e multicêntrico de 1 ano. Clin Implant Dent Relat Res 2009;11:194-200.

95. Abboud M, Orentlicher G. Uma abordagem de sistema aberto para a produção de guias cirúrgicos. J Oral Maxillofac Surg 2011;69:e519-24.

96. Choi JY, Choi JH, Kim NK et al: Analysis of errors in medical rapid prototyping models, Int J Oral Maxillofac Surg 31:23-32, 2002.

97. Santler G, Karcher H, Ruda C: Indicações e limitações dos modelos tridimensionais em cirurgia cranio-maxilo-facial, *J Craniomaxillofac Surg* 26:11-16, 1998.

98. Heissler E, Fischer FS, Bolouri S et al: Implantes de titânio fundido feitos à medida produzidos com CAD/CAM para a reconstrução de defeitos cranianos, Int J Oral Maxillofac Surg 27:334-338, 1998

99. Runte C, Dirksen D, Delere H et al: Optical data acquisition for computer-assisted design of facial prostheses, Int J Prosthodont 15:129-132, 2002.

100. Erickson DM, Chance D, Schmitt S et al: Um inquérito de opinião sobre os benefícios relatados da utilização de modelos estereolitográficos, J Oral Maxillofac Surg 57:1040-1043, 1999.

101. Sarment DP, Al-Shammari K, Kazor CE: Modelos cirúrgicos estereolitográficos para colocação de implantes dentários em casos complexos, Int J Periodontics Restorative Dent 23: 287-295, 2003.

102. Klein M, Abrams M: Cirurgia guiada por computador utilizando uma férula cirúrgica fresada por computador, Pract Proced Aesthet Dent 13:165-169, 2001.

103. Fortin T, Coudert JL, Champleboux G et al: Cirurgia de implantes dentários assistida por computador utilizando tomografia computorizada, J Image Guid Surg 1:53-58, 1995.

104. Fortin T, Champleboux G, Bianchi S et al: Precisão da transferência do planeamento pré-operatório de implantes orais com base em imagens de tomografia computorizada de feixe cónico através de uma máquina de perfuração robótica, Clin Oral Implants Res 13:651-656, 2002

105. Becker W, Goldstein M, Becker BE, Sennerby L. Cirurgia de implantes minimamente invasiva sem retalho: Um estudo prospetivo multicêntrico. Clin Implant Dent Relat Res 2005;7 Suppl 1:S21-7.

106. Van Steenberghe D, Glauser R, Blombäck U, Andersson M, Schutyser F, Pettersson A, Wendelhag I. Uma férula cirúrgica personalizada derivada de tomografia computorizada e uma prótese fixa para cirurgia sem retalho e carga imediata de implantes em maxilares totalmente edêntulos: Um estudo prospetivo multicêntrico. Implantologia clínica e investigação relacionada. 2005 Jun;7:s111-20.

107. Block MS, Emery RW. Navegação estática ou dinâmica para colocação de implantes - escolher o método de orientação. J Oral Maxillofac Surg 2016;74:269-77.

108. Nijmeh AD, Goodger NM, Hawkes D, Edwards PJ, McGurk M. Navegação guiada por imagem em cirurgia oral e maxilofacial. Br J Oral Maxillofac Surg 2005;43:294-302.

109. Gaggl A, Schultes G. Avaliação da exatidão da colocação de implantes navegados no maxilar. Int J Oral Maxillofac Implants. 2002;17:263-270.

110. Tallarico M, Martinolli M, Kim Y, Cocchi F, Meloni SM, Alushi A, *et al.* Exatidão da colocação de implantes com base em modelos assistidos por computador utilizando dois modelos cirúrgicos diferentes concebidos com ou sem mangas metálicas: Um ensaio aleatório controlado. Dent J (Basileia) 2019;7:41-55.

111. Watzinger F, Birkfellner W, Wanschitz F, Millesi W, Schopper C, Sinko K, et al. Posicionamento de implantes dentários utilizando a navegação assistida por

computador e um sistema de rastreio ótico: Relato de caso e apresentação de um novo método. J Craniomaxillofac Surg 1999;27:77-81.

112.	Sukegawa S, Kanno T, Furuki Y. Aplicação de sistemas de navegação assistida por computador em cirurgia oral e maxilofacial. Revista Japonesa de Ciências Dentárias.

113.	Wanschitz F, Birkfellner W, Watzinger F et al: Avaliação da exatidão do posicionamento intra-operatório assistido por computador de implantes orais endósseos na mandíbula edêntula, Clin Oral Implants Res 13:59-64, 2002.

114.	Wanschitz F, Birkfellner W, Figl M et al: Visão estereoscópica melhorada por computador num ecrã montado na cabeça para cirurgia de implantes orais, Clin Oral Implants Res 13:610-616, 2001.

115.	Tardieu PB, Vrielinck L: Implantologia assistida por computador: o programa SimPlant/Surgicase e o sistema SAFE, *Implant* 9:15-28, 2003.

116.	Van Steenberghe D, Malevez C, Van Cleynenbreugel J et al: Precisão das guias de perfuração para transferência do planeamento tridimensional baseado em TC para a colocação de implantes de zigoma em cadáveres humanos, *Clin Oral Implants Res* 14:131-136, 2003.

117.	Zhao XZ, Xu WH, Tang ZH, Wu MJ, Zhu J, Chen S. Precisão da cirurgia de implantes guiada por computador através de uma técnica CAD/CAM e de digitalização a laser. Chin J Dent Res 2014;17:31-6.

118.	Beretta M, Poli PP, Maiorana C. Precisão da colocação de implantes orais guiada por modelos assistidos por computador: Um estudo clínico prospetivo. J Periodontal Implant Sci 2014;44:184-93.

119. Pettersson A, Kero T, Söderberg R, Näsström K. Precisão da cirurgia de implantes virtualmente planeada e guiada por CAD/CAM em modelos de plástico. J Prosthet Dent 2014;112:1472-8.

120. Schneider D, Marquardt P, Zwahlen M, Jung RE. Uma revisão sistemática sobre a exatidão e o resultado clínico da implantologia baseada em modelos guiados por computador. Clin Oral Implants Res 2009;20 Suppl 4:73-86.

121. Tahmaseb A, Wu V, Wismeijer D, Coucke W, Evans C. A exatidão da cirurgia de implantes assistida por computador estática: Uma revisão sistemática e meta-análise. Clin Oral Implants Res 2018;29 Suppl 16:416-35.

122. Jeong SM, Yoo JH, Fang Y, Choi BH, Son JS, Oh JH. O efeito do procedimento de implante sem retalho guiado na geração de calor da perfuração do implante. *J Craniomaxillofac Surg*. 2014;42(6):725-729.

123. Barrak I, Joób-Fancsaly A, Varga E, Boa K, Piffko J. Efeito da combinação de perfuração a baixa velocidade e fluido de irrigação arrefecido na geração de calor intraósseo durante a preparação cirúrgica guiada do local do implante: um estudo in vitro. *Implantologia*. 2017;26(4):541-546.

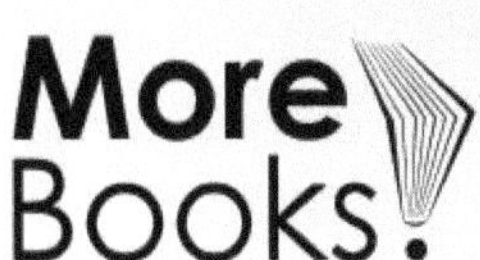

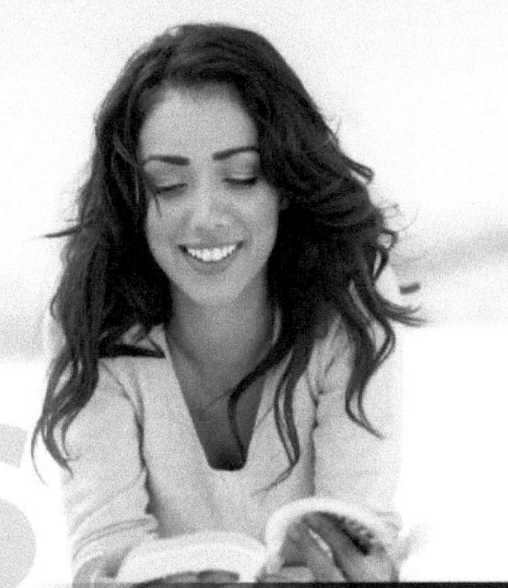

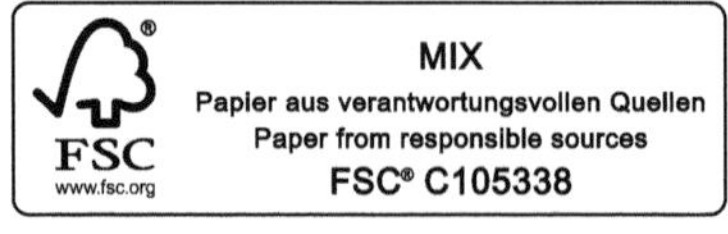

Printed by Books on Demand GmbH, Norderstedt / Germany